仏法[illegible]科学からみた
[illegible]

麻布大学名誉教授
鈴木 潤

潮出版社

本書は書下ろしです

はじめに

本稿を執筆している現在（２０２０年３月末）、新型コロナウイルス感染症が未曽有の猛威を振るっています。

仏法を学ぶ者として、このパンデミック（世界的流行）をどう捉えていけばよいのか、２０２０年の初頭より悩み、答えを求めるべく日蓮大聖人（１２２２〜１２８２）の遺文である御書をひも解きました。大聖人が生きた鎌倉時代にも疫病が蔓延していたからです。

大聖人がどう振る舞い、何を後世のために残されたのか。このことを知るために、「立正安国論」（日蓮大聖人が鎌倉幕府の実質的な最高権力者であった北条時頼に提出した国主諫暁の書）および「立正安国論講義」（『池田大作全集』第25巻、第26巻）を拝読しました。

そこには、人類の歴史が感染症と共にあったこと、感染症の背景にある人心の乱れ、荒廃、さらには過った思想・哲学こそが感染症をまねいたことなどが綴られていました。

この感染症を終息させる根本の哲学を忘れてはいけない。感染症を学ぶ者としてのこの想いが、20年3月26日、28日にわたって掲載された「聖教新聞」への寄稿の原動力になったのです。

1948年（昭和23年）、私は、母が疎開していた姉夫婦の家があった茨城県水戸市西原で生まれました。母は、太平洋戦争で徴兵され中国の浙江省で至近距離の爆撃を受け失明、帰国した父と所帯をもち、兄と私の二人が生まれたのです。

私が生まれてまもなく、終戦後の混乱が残る東京・新宿に戻るのですが、傷痍軍人の妻となった母は、戦後の混乱の中で家庭を一生懸命に支えてくれていました。父は鍼灸・按摩・マッサージの資格は取ったものの、豊かに暮らせるほどの仕事はありません。私は、貧しい家庭事情もあり、工業高校に進みました。

工業高校では、食品工業科を専攻しました。ここでは総論としての「微生物とは」「微生物研究の歴史と発展」といった授業を受けました。

やがて、各論として発酵食品製造の基礎的な知識と製造法を学ぶ実習が始まりました。酒類の製造では酵母菌を実際に取り扱うのですが、培地に植えた酵母菌は翌日には目に見えるまでに生育します。その数はなんと10億個以上にもなるのです。

まさに微生物のもつ生命力に圧倒された瞬間でした。今でもそのときの感動は脳裏に刻まれています。将来は、驚異のパワーをもつ微生物の研究に携わりたい、一人ひそかにそう思ったのです。

高校卒業後は、臨床検査薬を開発・製造する株式会社ヤトロン（現・ＬＳＩメディエンス）に勤務しました。最初は臨床検査薬の試験室に所属したのですが、やがて高校時代に微生物を取り扱った経験をかわれ、病原微生物の検査薬を取り扱う部門に異動し、同時に、財団法人緒方医学化学研究所（緒方研）にも所属しました。

緒方研では、ゼミを通して免疫学の基礎を学びました。緒方研の初代所長の緒方富雄先生（東京大学名誉教授）は日本の血清学者、医学史の学者として著名な方です。

余談ですが、緒方先生は蘭学者・緒方洪庵（１８１０～１８６３）の曽孫であられます。このたびの執筆にあたり、鎌倉時代の疫病の実態を知るうえで貴重な資料として使わせていただいた『明治前日本医学史』（日本学術振興会）編纂の監修も務められています。

また、順天堂大学微生物講座助教授であった深澤義村先生（後に明治薬科大学教授、旧山梨医科大学教授）の教室に真菌検査薬開発のために派遣され、研究生としても学びました。当時は東京理科大学理学部化学科の夜間学生でもあったので、昼は順天堂大学、夜は東京理科大学に通うことになったのです。

研究活動をするようになったころ、深澤先生から推奨され、ジェームズ・Ｄ・ワトソン著の『二重らせん』（タイムライフブックス）を読みました。

ＤＮＡの構造を明らかにするまでの物語なのですが、研究者としての情熱、心の動き、友情、そして反目などがリアルに綴られていました。この本は研究室に入る際の必読書であったわけです。

実験結果について指導を受けるときには、データの奥にある真理を摑み取る深澤先生の洞察力にたびたび驚かされました。研究者として生きるうえで、今でもたいせつな原点となっている薫陶を受けた深澤先生のもとで、医学博士の学位を取得できたことは、このうえない喜びでした。

東京理科大学の卒業にあたって麻布公衆衛生短期大学（現・麻布大学）教授・小林貞男先生に声をかけていただき、１９７４年（昭和49年）４月より微生物化学教室の助手として勤務することになりました。

小林先生は国立予防衛生研究所（現・国立感染症研究所）の細菌第３室に勤務されていたので、予研における微生物の取り扱い手技など、徹底して教わりました。

言いたいことはすべて行動で表す先生であったことは、ことのほか印象に残っています。「学生のため」という大学教育におけるたいせつな原点は、小林先生の行動を通して学ばせていただきました。このお二人が微生物学における恩師です。

私は、１９５３年（昭和28年）12月６日に創価学会に入会しました。

創価学会の高等部（創価学会に所属する高校生）１期生だった私は、創価学会の第３代会長池田大作先生（現・創価学会インタナショナル会長）の「全員大学に進みなさい」との呼びかけを胸に予備校に２年間通い、東京理科大学に入学しました。

私が大学２年次だった１９６９年（昭和44年）、創価学会白糸研修道場（現・白糸会館）で池田先生から直接、薫陶を受ける機会に恵まれました。

野外の研修では、釣り、ボート、懇談会（質問会）などと催しが進んでいきました。懇談会も半ばに差し掛かったとき、池田先生は次のように励ましの言葉を贈ってくださいました。

「物事には急所がある。ホシがある。そのホシを見抜く眼識（慧眼、仏眼）

を君たちは養っていきなさい」

そして、どんなに忙しい立場になっても、今この瞬間を胸に刻んで、気宇壮大な生き方を貫きなさいと心から期待を寄せてくださったのです。私は血液が沸騰する思いでした。

夜間学生でまだ力のない自分たちに、ここまで期待していただけるのか。この瞬間、「妙法の学術者として世界に雄飛せん！」との誓いが全身を貫いたのです。

それから半世紀、両親をはじめ、多くの創価学会の仲間たちに支えられ、現在は創価学会副学術部長として、同志と共に諸活動に参加させていただいています。

なぜ仏法の視座で感染症を考えなければならないのか、少々考察してみたいと思います。

仏法は一人の人間から始まり、地域、社会、世界、宇宙まで一つの生命体として捉えて、体系化しています。対象は精神的な心の世界に留まらず、物質を含むすべての存在に及びます。この智慧を基として社会現象を鋭く見ていく、この視点が現代社会には求められているのではないでしょうか。

仏法では物心にわたって物事を見極める5種の眼、肉眼、天眼、慧眼、法眼、そして仏眼の五眼を「仁王経」などで説いています。

すなわち、肉眼とは肉体にそなわった目、天眼とは昼夜遠近を問わず見ることができる天人の目、慧眼とは深い知識を得ることによって物事を判断する二乗（六道輪廻から解脱して涅槃に至ることを目指す声聞乗と縁覚乗）の智慧の眼、法眼とは衆生を救済するための智慧を発揮するという菩薩の目、最後の仏眼とは一切の事物・事象を三世十方にわたって見通す仏の眼のことです。

これらの五眼をもって21世紀に起こった未曽有の感染症を見ていくとどうなるのか。さらには、アインシュタインの「宗教なき科学は不具であり、科学なき宗教は盲目である」との名言があるとおり、仏法と科学の知識をもって、感染症の根本的解決法を探りたい。これが本書執筆の願意ですが、筆者の力量不足はご容赦をいただきたいところです。

人類はこれからも、感染症の挑戦を受けることは避けられません。過去に起こった感染症よりも、さらに厳しい試練が来るかもしれない。そのためにも、仏法と科学の眼識で感染症の本質に迫り、正しく価値的な情報に基づきながら、感染症に打ち勝つための行動を共にしていきたいと念願しています。

目次

第2章　感染症とその予防法　51

装丁 清水良洋 (Malpu Design)
図表 佐野佳子 (Malpu Design)

第1章

感染症の歴史と微生物の誕生

感染症と闘った人類の歴史

過去を振り返れば、感染症は、「人」と「モノ」の拡大に伴って広がってきたことが分かります（**図1**参照）。インドが起源と見られる天然痘は5世紀から8世紀にシルクロードをたどって東西に波及し、中東、欧州、そして日本に感染拡大しました。

奈良の都では藤原氏一族をはじめ、多くの天然痘による死者が続出して、当時の為政者にも大きな影響を与えました。天然痘は急激な高熱と共に発疹が広がり、免疫のない人が感染した場合は、致死率は30%にもなります。16世紀にはこの天然痘が、欧州からアメリカ大陸にもち込まれ、アステカ王国（メキシコ）とインカ帝国（ペルー）が滅亡しています。

前後しますが、14世紀にはペストがモンゴル帝国によって、中央アジアから欧州に拡大しました。重い肺炎のほか、敗血症から手足の壊死を起こし、

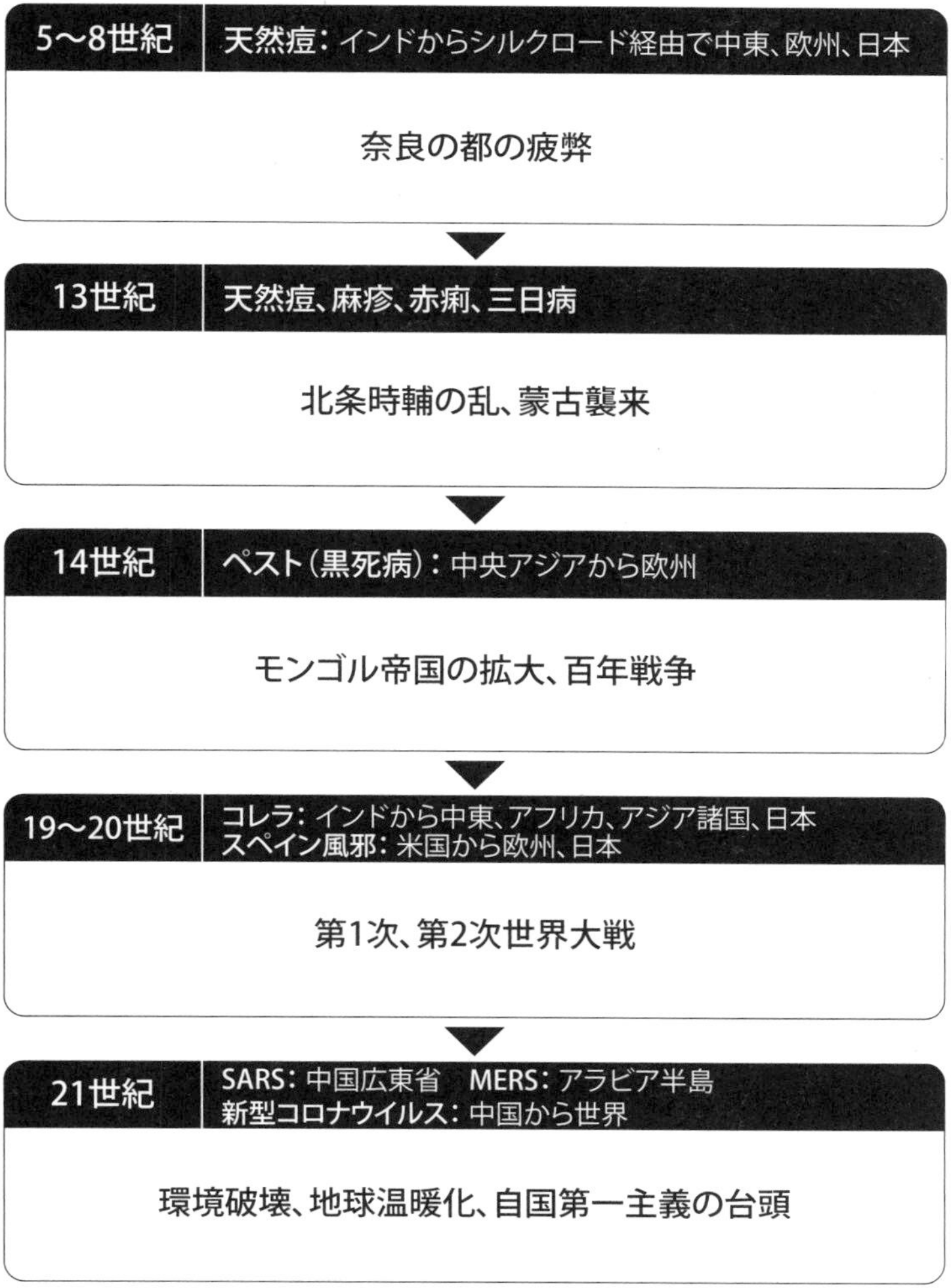

5〜8世紀	天然痘：インドからシルクロード経由で中東、欧州、日本
	奈良の都の疲弊

▼

13世紀	天然痘、麻疹、赤痢、三日病
	北条時輔の乱、蒙古襲来

▼

14世紀	ペスト（黒死病）：中央アジアから欧州
	モンゴル帝国の拡大、百年戦争

▼

19〜20世紀	コレラ：インドから中東、アフリカ、アジア諸国、日本 スペイン風邪：米国から欧州、日本
	第1次、第2次世界大戦

▼

21世紀	SARS：中国広東省　MERS：アラビア半島 新型コロナウイルス：中国から世界
	環境破壊、地球温暖化、自国第一主義の台頭

図１　人類の争いと感染症の拡大

黒いあざだらけになって死亡することから「黒死病」として恐れられたのです。歴史上でもっとも致死率が高いこの病は、欧州で大流行し、推計7500万人が死亡しました。

さらに19世紀から20世紀にかけて、インドを起源とするコレラがイギリス東インド会社による交易の活発化で中東、アフリカ、日本を含むアジア諸国に広がっていきました。

生物学的には、さまざまな発生説がありますが、感染症が発生する背景には「戦争」や「人心の荒廃」があることは否めません。

すなわちペストが猛威を振るった14世紀ごろには、イギリスとフランスの間で百年戦争がありました。

世界で6億人が感染し、2000万人以上の死者（日本でも38万人以上が死亡）が出たスペイン風邪（インフルエンザ）は、第1次世界大戦中の1918年に起こりました。

今世紀に入ってからは、グローバリゼーション、環境破壊による地球温暖化、自国第一主義の台頭などが見られる中で、２００２年にＳＡＲＳ（重症急性呼吸器症候群）、２０１２年にはＭＥＲＳ（中東呼吸器症候群）、そして今回の新型コロナウイルスのパンデミックが起こっているのです。

感染症にたくましい知恵で立ち向かった人類

それでも人類は、たくましい知恵によって感染症に立ち向かい乗り越えてきました。

その最大の金字塔は、ワクチンによる天然痘の撲滅でしょう。天然痘は恐ろしい病気で、はじめは風邪とよく似た症状で始まりますが、やがて体表に無数の水疱ができ、その水疱が融合して、膿を出します。体表面だけではなく、体内も同様なダメージを受け、３割の患者が死亡。治った場合にも顔や体に多くの「痘痕（皮膚に残る小さなくぼみ）」が残りました。17世紀から18世紀ごろのヨーロッパでは、年間40万人が亡くなったと伝えられています。

猛威を振るった天然痘も人類の努力によって克服され、１９７９年、ＷＨＯ（世界保健機関）は「天然痘撲滅宣言」を発表しました。その病原体のポックスウイルスは、今や人々に感染することはなく、いくつかの研究所に試料として冷凍保存されているだけです。

その原動力となったのが、イギリスの医師であったジェンナー（１７４９～１８２３）によって開発された「種痘」であり、現在でいう「ワクチン」の先駆けです。現在、ジェンナーの名を知る人は多いと思いますが、天然痘撲滅までには、数多くの人々の努力があったことはいうまでもありません。

日本には鎖国中の江戸時代末期にもたらされました。その普及に努めた蘭方医の一人が、緒方洪庵です。洪庵の努力によって開設された種痘所は現在の大阪大学医学部の前身であり、伊東玄朴（１８０１～１８７１）によって開設されたものが東京大学医学部の淵源となりました。当時、科学的に無知であった庶民は、この新たな治療法に抵抗感が強く、普及のため、洪庵らは私費を投じるなど大いに苦労したそうです。

ジェンナー以前にも長い歴史がありました。２０２０年４月15日付の「聖教新聞」に寄せられた東海大学医学部・佐藤健人准教授の手記には、印象的なエピソードが紹介されています。

〈ジェンナーより70年以上も前に、ワクチンの原型となった試みが、メアリー・ウォートリー・モンタギューという一人の女性によって、イギリスに広められていたことは、あまり知られていない。

彼女は、弟を天然痘で亡くし、自らも罹患によって、その容貌を傷つけられた。それまで中国やインドなどの東方世界では、天然痘に一度罹患すると、再びは罹患しないことが経験的に知られており、患者の病変部のかさぶたや膿汁をあえて接種し、「獲得免疫」を誘導することが積極的に行われていた。それを知った彼女は周囲の反対を押し切り、愛する息子に、これを試したのである。そして効果を確信すると、王室などに働き掛け、その普及に努めた。

やがてイギリス社会に浸透していくことになるが、それでも世論の賛否は二分していた。効果的な予防法であるにもかかわらず、「命を奪うもの」「神の御心に背くもの」と、さまざまな悪評が流されたのである。しかし、彼女は、そうした風評に屈しなかった。医師らの前で自分の子どもたちへの接種を行い、正しい効果があることを再び証明してみせた。こうした努力が、より安全性の高いジェンナーの牛痘接種へとつながっていったのである。

彼女は医療の専門家ではなかったが、主体者として立ち向かった。私たちも彼女のように、一人一人が今できることを真剣に考えながら、今回の感染症に立ち向かっていきたいと思う〉

（２０２０年４月15日付「聖教新聞」〈危機の時代を生きる〉より）

20世紀に入り、人類最大の感染症といわれたスペイン風邪では、いろいろな教訓が伝えられています。この感染症の最初の流行は１９１８年４月から

6月にかけてでした。

米国では被害がそれほどでもなかったせいか、誰もが「スペイン風邪はたいした病気ではない。しかも高齢者の病気だ」と甘く見ていたのです。

政府も対策を講じませんでした。ところが10月に入り感染者・死亡者は激増して2000万人以上が感染し、約85万人の死亡者を出したのです。

しかも、その間にウイルスが変異を起こしたのか、若い世代が犠牲になっていきます。政府がその異常さに気づいたときにはあとの祭りで、それ以降の対策はまったく効果がなかったのです。

一方、猛威を免れた村もありました。この村の教師が「我が村からは一人も罹患者を出さない」との心で立ち上がり、もてる知識をすべて使って拡大を防ぐ方法を全住民に強く訴え、村独自の検疫体制を敷いたのです。

この結果、インフルエンザの侵入は、村から30キロメートルの水際で食い止められたという歴史の教訓もあるのです。

「立正安国論」とは平和の哲学書

ここで、日蓮大聖人が感染症とどう向き合ったのかを、考えてみたいと思います。

大聖人が執筆された「立正安国論」は、次のような一文から始まります。

〈旅客来りて嘆いて曰く近年より近日に至るまで天変地夭・飢饉疫癘・遍く天下に満ち広く地上に迸る牛馬巷に斃れ骸骨路に充てり死を招くの輩既に大半に超え悲まざるの族敢て一人も無し〉

（通解：旅客が来て嘆いて言うには、近年から近日にいたるまで、天変、地夭、飢饉、疫病があまねく天下に満ち、広く地上にはびこっている。牛馬は街路に死んでおり、その死骸や骨が道路に満ちている。すでに大半の者が死に絶え、悲しまない者は一人もいない／御書17ページ）

疫癘とは疫病のことであり、当時は、疱瘡（天然痘）、赤斑瘡（麻疹）、赤痢、および咳病（三日病）などが蔓延していました。詳しくは『明治前日本医学史』に記されています。[*8]

天然痘はシルクロードを経て、仏教と共に日本に伝来しました。麻疹は飛沫感染で広がりますが、天然痘と併せて多くの死者を出しました。麻疹は天然痘より死亡率が高かったために、「天然痘は器量定め、麻疹は命定め」と恐れられたのです。

天然痘は痘痕を残すために器量が悪くなり、麻疹は命を危機にさらすという意味です。

赤痢は痢病とも呼ばれ、下痢便、血便が見られる大腸感染症です。赤痢菌は毒素、ベロ毒素を産生して下痢を起こしますが、これが血便の原因となります。

余談になりますが、同じ毒素を大腸菌Ｏ１５７がもっています。大腸菌Ｏ１５７はたんなる大腸菌ではなく、赤痢菌と同じ病原性をもっているので、注意が必要なのです。

三日病とも呼ばれる咳病は、上気道感染により多くの人々を苦しめました。咳病について日本医学史に詳しい中村昭氏が、三日間熱が下がらないという病状から、現代のインフルエンザの可能性があることを論文「中世の流行病『三日病』についての検討」の中で指摘しています。[*7]

これらの病原体が広く蔓延して、感染症に強いはずの牛や馬まで倒れ、死に至るものが大半を超える、すなわち50％以上の人々が亡くなるほどの疫病の大流行であったのです。大聖人が「立正安国論」を執筆された当時の感染症の特徴について**表1**に示しました。

大聖人はこの疫病の危機にあって、その根本原因を明らかにし、時の幕府の実質的な最高権力者であった北条時頼に提出したのが国主諫暁の書といわれる「立正安国論」です。

「立正安国論」では、人々を死に追いやる厭世思想を止めることを目的に、念仏宗の一凶を断じるだけでなく、万人を救済することができる根本法を示

表1　鎌倉時代の感染症

病名	病原体	感染経路	潜伏期間	特徴
赤痢	赤痢菌	経口	1-5日	・大腸感染症 ・下痢、血便、血尿 ・ベロ毒素産生
疱瘡	天然痘 ウイルス	飛沫	12-16日	・現在は自然界で存在しない ・高熱、発疹
赤斑瘡	麻疹 ウイルス	飛沫	10-12日	・発熱、咳、発疹 ・ワクチン有
咳病1	ウイルス （三日病）	飛沫	1-2日	・上気道症状 発熱（3-4日） ・咳
咳病2	レンサ球菌 ブドウ球菌	飛沫	3時間-3日	・猩紅熱 ・産褥熱 ・食中毒 ・咳

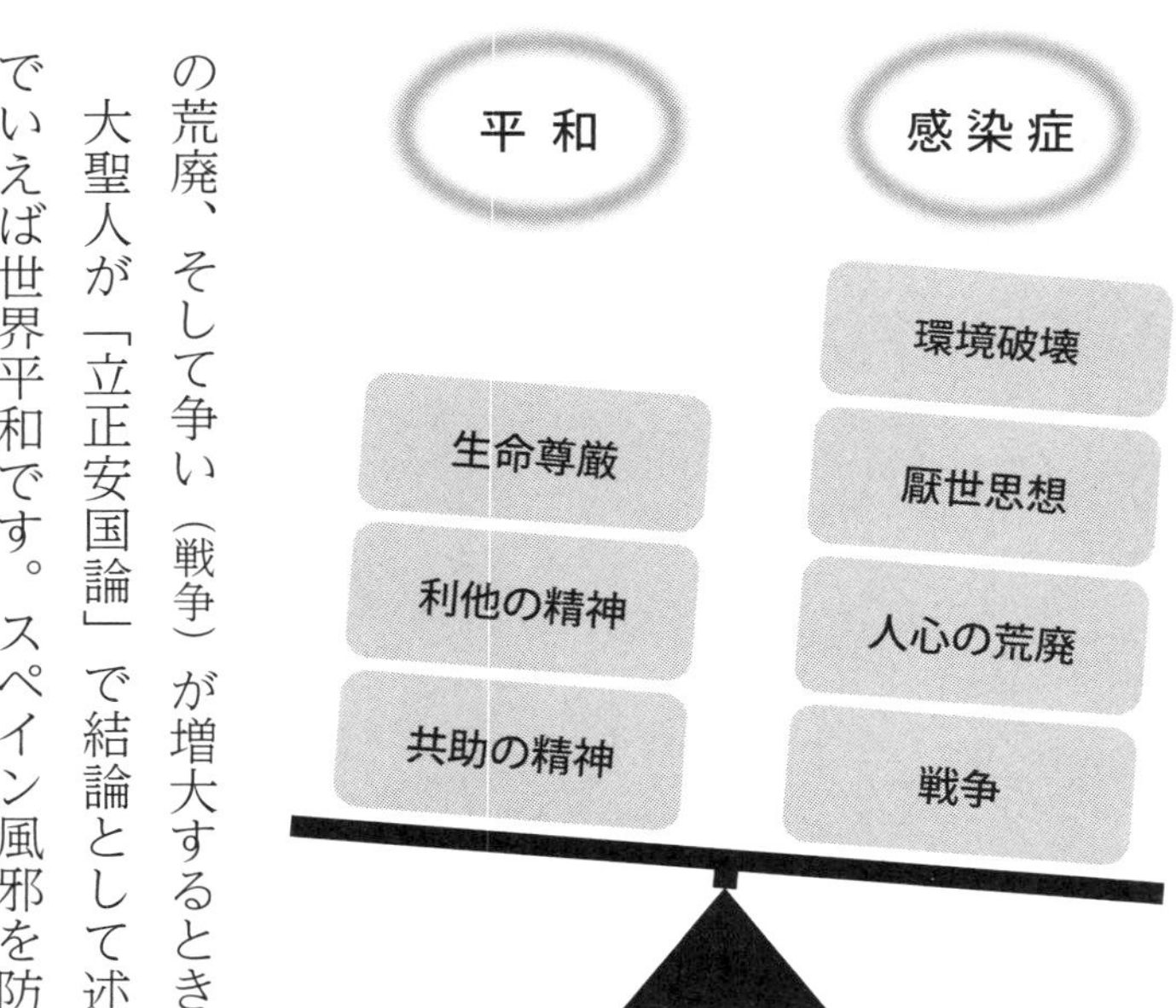

図２　感染症が蔓延する条件

し、〈汝須く一身の安堵を思わば先ず四表の静謐を禱らん者か〉（通解：あなたは、自分自身の安泰を願うならば、まず世の中の平穏を祈ることが必要ではないのか／御書31ページ）との結論に至ります。

　感染症が蔓延する条件を**図2**に示しました。環境破壊、厭世思想、人心の荒廃、そして争い（戦争）が増大するときに感染症が起きています。

　大聖人が「立正安国論」で結論として述べた「四表の静謐」とは、現代でいえば世界平和です。スペイン風邪を防いだ村のように、地球的規模で生命尊厳を第一とする生き方、「利他」「共助」の心が脈打つ社会を築くことが感染症を食い止める鍵であることを、日蓮大聖人は後世に残されたのです。だからこそ、「立正安国論」とは平和の哲学書だと思うのです。

地球の先住者・微生物の誕生

そもそも生命の誕生と細胞の進化の歴史を知ると、ウイルスや細菌が人類より地球の先住者であったことがよく理解できるようになります。

今から約46億年前の地球誕生のころの大気中には、酸素はなく、炭酸ガスや窒素や水蒸気で満たされていました。こうした中で雷や太陽からの紫外線などによって、まずアンモニア（NH^{3}）やメタン（CH^{4}）のような簡単な有機物がつくられ、大気を構成していきます。

ここから生命の素となる、グリシン、アラニン、グルタミン酸などのアミノ酸（生命の源となる栄養成分）が生まれていくのですが、このことを証明する実験を米国の研究者が行っています。

図3に示す装置を用いて、アンモニア、メタン、水素（H_2）、水（H_2O）が存在している中で放電させます。いろいろと条件を変えると、グリシン、アラニン、グルタミン酸などのアミノ酸が存在することが確認できるのです。

フラスコに別の混合物を入れ、反応条件を変えるとタンパク質に含まれている20種のアミノ酸が得られます。さらに、糖、核酸（リボ核酸［ＲＮＡ］とデオキシリボ核酸［ＤＮＡ］の総称）の合成に必要なプリンやピリミジンといった塩基となる誘導体なども生成することができます。

大気中で生成された有機物は海中に入り、蓄積されていきます。現在の地球でもさまざまな地形があり、さまざまな気象条件の場所があるように、太古の地球でも、アミノ酸などの有機物や糖などの核酸合成の素材が高濃度に蓄積した場所があったと思われます。

そうした場所で、有機物や核酸合成の素材が偶然に紫外線や高熱（火山）などの影響を受けて化学反応を繰り返していき、窒素、炭素、水素などの元素が集まった多量体をつくりました。やがて、アミノ酸からペプチド（タンパク質とアミノ酸の中間）ができ、プリンやピリミジンから核酸が合成されていきます。

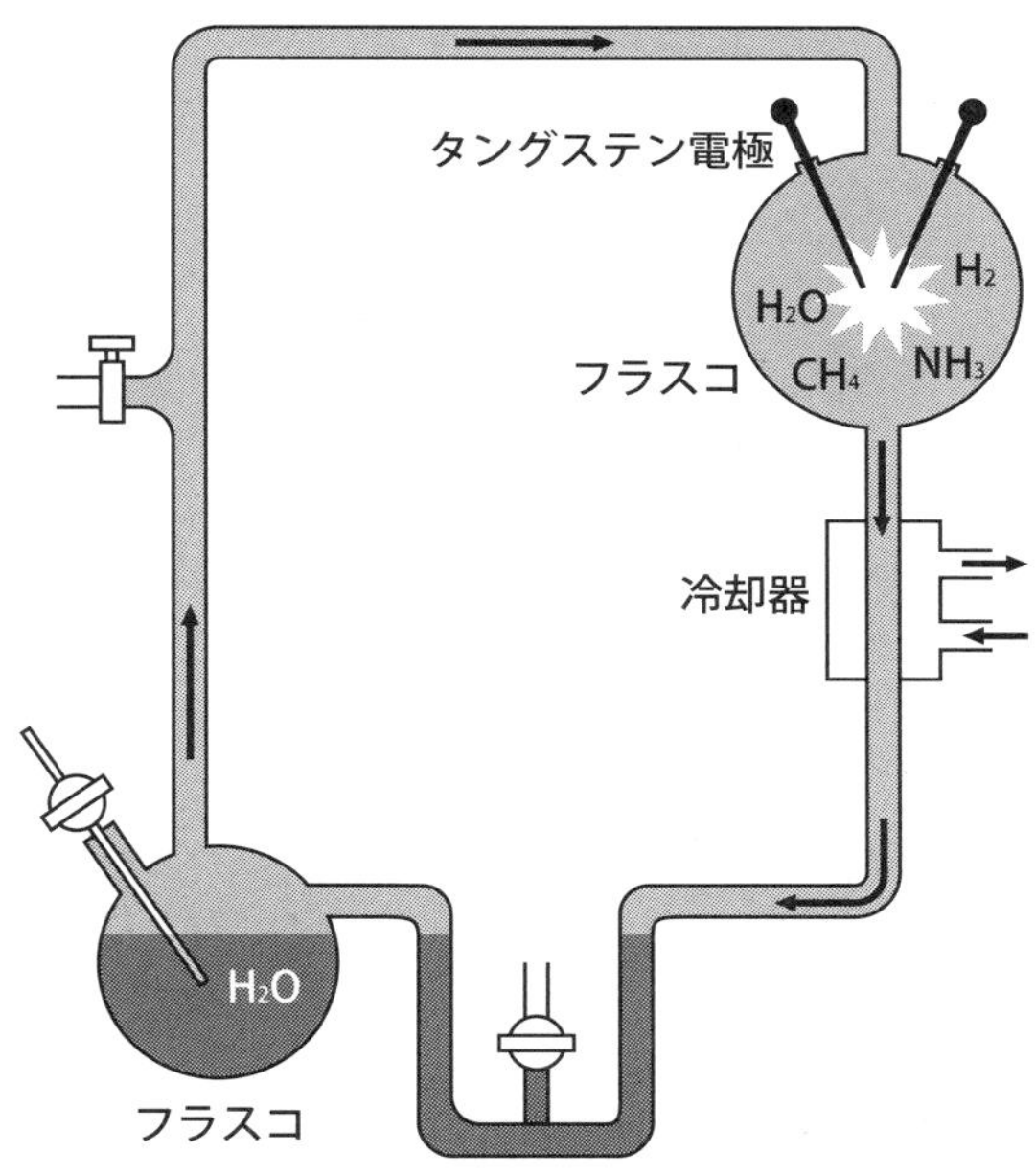

図３　火花放電によってアミノ酸をつくる装置

核酸の一つであるＲＮＡはアデニン、ウラシル、グアニン、シトシンの４種のヌクレオチド（遺伝子を構成する最小の単位で、塩基、糖、リン酸が結合したもの。**図４**参照）からなっており、あるタンパク質を合成するための情報を担う記号となっています。

さらに最近、ＲＮＡは、ＲＮＡを合成する触媒作用も兼ね備えている例もあることが分かってきています。つまり、ＲＮＡは自らと同じタンパクをつくる設計図のみならず、ヌクレオチドを適当な長さに合成する能力をもっていることになるのです。

おそらく、太古の地球上のどこかで、このような複製（同じものをコピーする）能力をもつＲＮＡが偶然に合成されたものと思われます。

その一方でアミノ酸が数個つながったペプチド、さらにそれが延び、数十から数百個のアミノ酸がつながったタンパクも偶然にでき、そのうちあるタンパクは特定の酵素活性（酵素がもつ触媒能力の尺度）を有し、ＲＮＡと協調してさまざまな代謝機能をもつようになったと考えられています。

しかも偶然に柔らかなリン脂質（細胞膜を形成する主な成分）でできた膜に、これらが取り囲まれて膜をもった原始生命が誕生したのがＲＮＡウイルスの始まりです。

ウイルスは、ＲＮＡウイルスから始まりましたが、ＲＮＡはアルカリや高温に不安定なため分解しやすかったこと、しかも、ＲＮＡは変異しやすく、修復することができません。そこで、ＤＮＡウイルスが加わってきたのです（**表2**参照）。

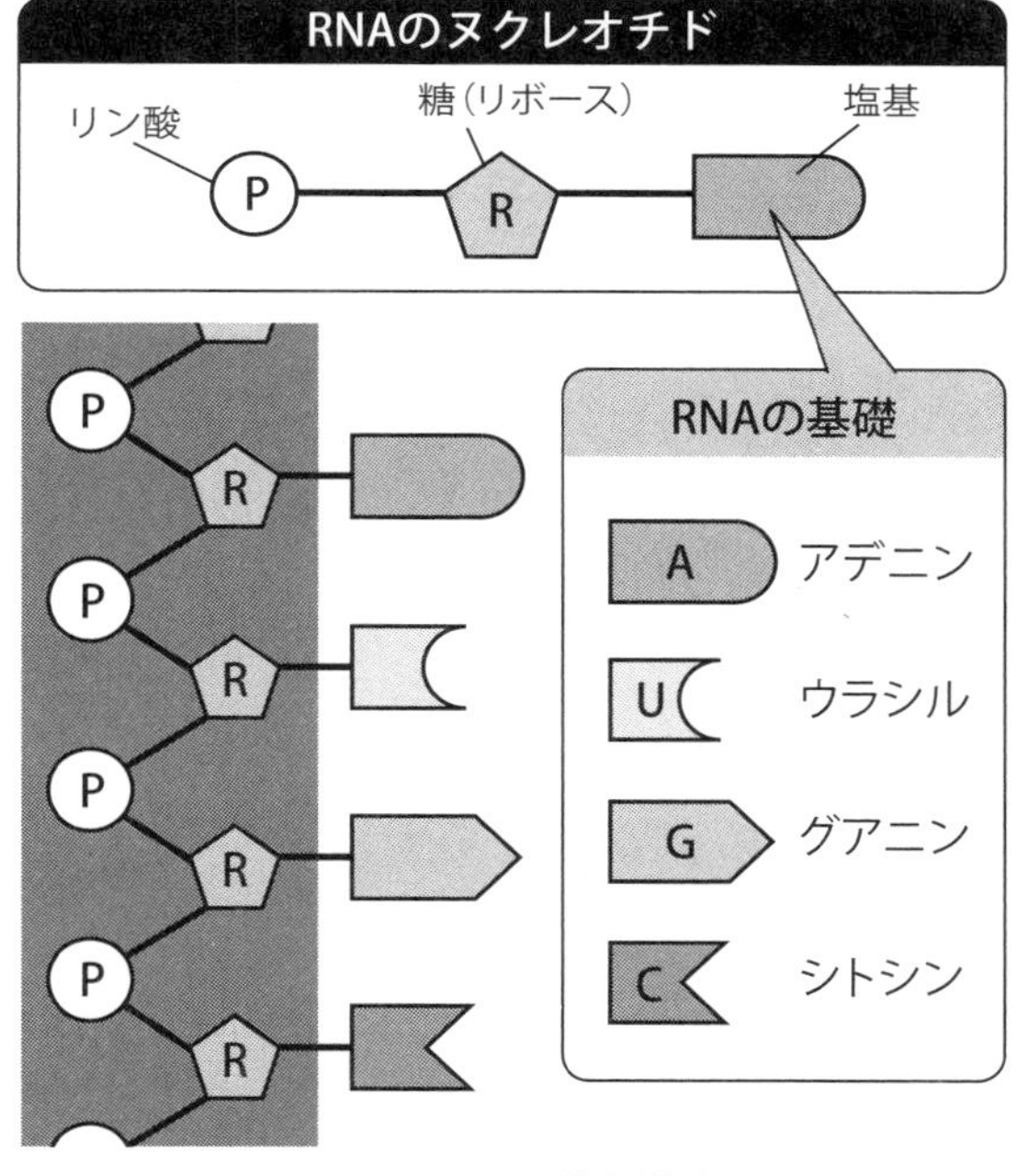

図４　RNAの基本構造

ウイルスはＲＮＡとＤＮＡのいずれかをもつものが存在しますが、それ以外のすべての生物は基本的には遺伝物質のＤＮＡをもっています。

このような進化を経てできたのがウイルス、そしてエネルギーを得る方法を獲得したのが細菌であり、およそ38億年前の出来事です。

地球上に存在するすべての生物は、基本的にさまざまな点で類似していることから、ウイルスや細菌ができたのは、地球上の一ヵ所で起こった偶然の産物といえます。

たとえば、遺伝情報としてDNAやRNAをもち、その暗号も共通の原則を有しているし、エネルギーもATP（アデノシン三リン酸）という共通の物質を利用しているといった具合です。

このようにして誕生した細胞は次第に増殖能力の高い細胞へと進化していくわけですが、増殖をしていくためには、エネルギーの獲得や老廃物の排出など、生存に必要なさまざまな代謝活動が必要となります。

まず、エネルギーを獲得するためには糖を使わなくてはなりません。初期の生命体は、当時の大気が酸素を含んでいなかったことから、グルコースなどの糖の発酵という方法で嫌気的（酸素を使わず）に分解し、エネルギーを獲得していました。しかし、この方法ではエネルギー効率は悪い。一方で、よ

表2　各種誘導体、DNAとRNAの比較

誘導体	塩基の種類
プリン	A（アデニン）, G（グアニン）
ピリミジン	U（ウラシル）, T（チミン）, C（シトシン）

核酸	鎖の数	糖の種類	塩基の種類
DNA	２本鎖	デオキシリボース	A, T, G, C
RNA	１本鎖	リボース	A, U, G, C

り積極的に栄養源あるいはエネルギー源を〝自ら〟つくることのできる生物が誕生したと考えられます。

たとえば、炭酸ガスや窒素などの無機物質を利用して必要な有機物質に変換（固定という）することができる生命体の誕生です。いわゆる、シアノバクテリウム（藍藻）といわれる微生物がそれにあたります。

こうした微生物は周囲から栄養物を摂取しなくても（栄養物が周囲になくても）、大気中にある炭酸ガスや窒素を取り込み、太陽エネルギーを使って光合成をすることで、アミノ酸や糖といった栄養素を自らつくることができるのです。

光合成ができる微生物の出現は、いまから25億年ほど前といわれています。このシアノバクテリウムが広がるにつれ、大気中に酸素が放出されていきました。現在では大気中の21%を酸素が占めています。

地球上に生まれた最初の生命体と思われるものは、当時の大気組成から考えると当然、酸素を利用できない嫌気性菌ですが、その嫌気性生物は酸素が含まれるようになった地球環境の中で、どうなっていったのでしょうか。

酸素の使えない嫌気性生物は、当然不利な状態に置かれてしまったといえます。ひょっとすると、絶滅した嫌気性生物もいたかもしれませんが、一部は嫌気状態の確保できる場所、たとえば地中やヒトを含む動物の腸管内などに住みつくことを選んだと思われるのです。

事実、私たちの腸管内にいる細菌の大部分は、いわゆる嫌気性菌です。加えて、糖の分解を原始的で非効率的な酸素を必要としない「発酵」で行う微生物が、酸素を利用することでより効率よくエネルギーを得る方法を身につけていったと思われます。

この酸素を利用して糖からエネルギーをつくる作業こそが「呼吸」です。きわめて効率的な呼吸という方法でエネルギーを獲得できた生命体が地球上に広がっていくことになります。その痕跡を現在の酵母菌などの微生物にも見ることができます。

さて好気性菌が細胞に取り込まれ、細胞内に住み着いてミトコンドリアになったという細胞内共生説は本当なのでしょうか。

私たちの身体をつくる細胞は、細菌などの原核生物（明確な境界を示す核膜をもたない細胞からなる生物）と区別され、真核生物に分類されます。真核細胞は核膜をもち、さまざまな細胞小器官を有し、細胞のもつさまざまな機能が、整然と分業整理されて実行されています。

細胞小器官の一つに、**図5**に示す呼吸と関連深いミトコンドリアと呼ばれるラグビーボール状の小器官が存在しています。ここではヒト膵臓のミトコンドリアを示しています。

ミトコンドリアは、膜に包まれており、内空にはタンパク、酵素、リボソーム（生物体の全細胞の細胞質中にあり、タンパク質合成の場となる小粒子）やDNA、RNAが存在しています。そして、ミトコンドリアは、親細胞の核分裂とは独立し、増殖できることが分かっています。このように見ていくと、ミトコンドリアは細菌などの原核生物との類似点が多いことに気がつきます。ミトコンドリアの起源についてはいくつかありますが、進化の初期に細胞内に共生した好気性菌がミトコンドリアになったとする考え方には説得力があります。[*10]

細菌の誕生から遅れること久しく、恐竜の時代を経て、人類の誕生となりました。およそ20万年前です。どちらが地球の先住者であったかは明白です。当初、微生物中心であった地球にヒトが突如として現れ、生活圏を広げて、ほかの生物を地球の奥深くに追いやっていきました。たとえば自分の生活している住居に、他人が勝手に侵入し生活を始めたとしたら、それこそ大事件

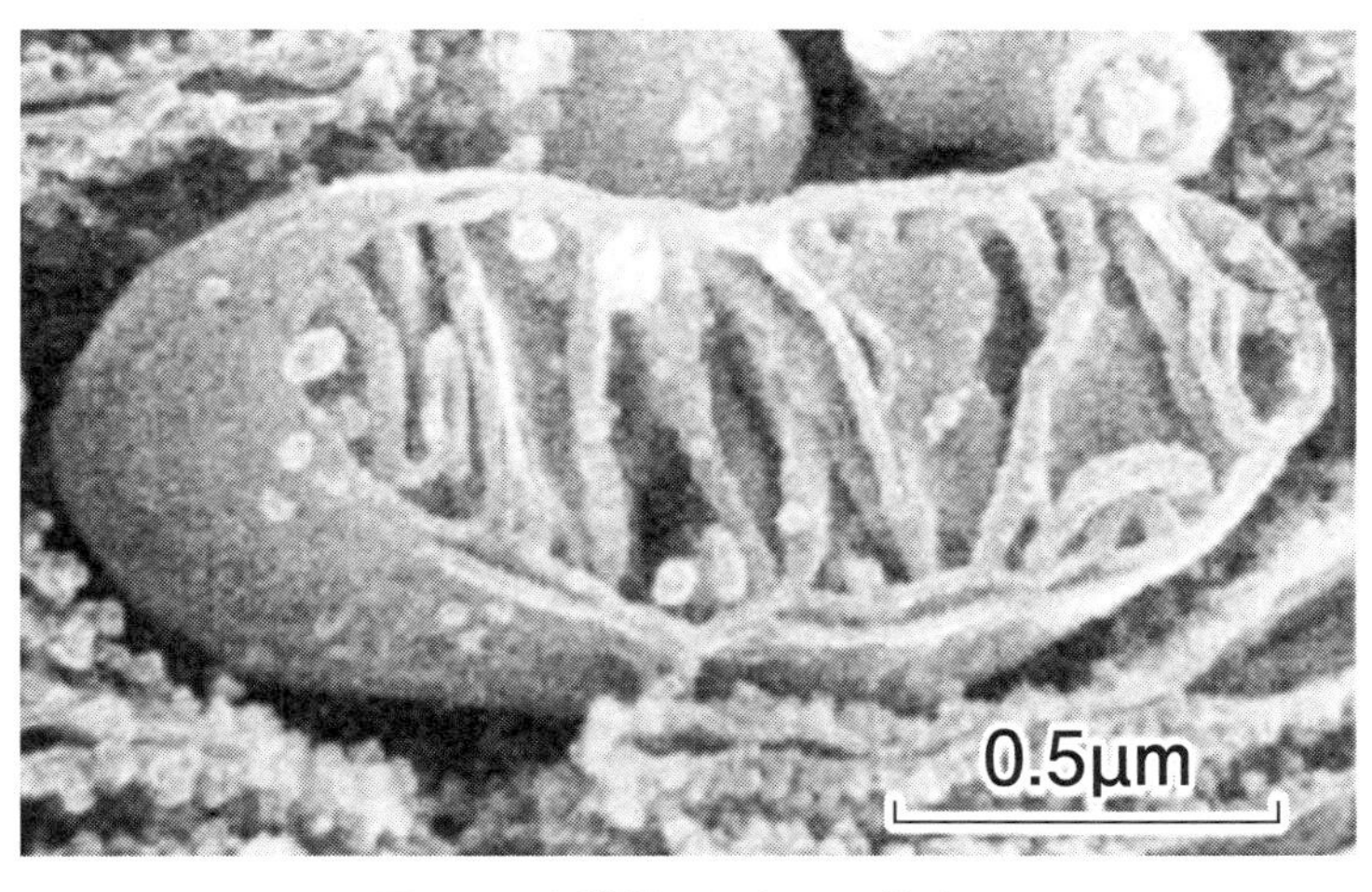

図５　ヒト膵臓のミトコンドリア

です。

他人を追い出すためにあらゆる手段を用いるのは当然です。このような例と、人類と感染症との闘いの歴史はまさに重なるのです。

今日、人間が森林を伐採して生活圏を拡大する地域では、通常であれば、生物の間でのみ発生する感染症が、人間にまで広がっています。さらに、ツンドラ地帯の氷が解け、それまで眠っていたウイルス、細菌が徐々に活動を始めることを懸念する研究者もいるように、地球温暖化は生態系に大きな変化を与えています。

新型コロナウイルスの特徴とは

表3に示したように、コロナウイルスはごくありふれたウイルスで、私たちが風邪に罹る10～15％はコロナウイルスによります。

遺伝子の変異からルーツを探ると、共通の祖先は紀元前８０００年ごろに出現していたようです。以来、姿を変えてコウモリや鳥などさまざまな動物の身体に潜り込んで、子孫を残してきたのがコロナウイルスです。

コロナウイルスの感染症はこれまで、ヒトに感染して風邪症状を引き起こす４種類（HCoV-229E, HCoV-OC43, HCoV-NL63, HCoV-HKU1）と、新型コロナウイルスのように動物を経由して重症肺炎の原因になる２種類（SARS-CoV, MERS-CoV）の計６種類が知られていました。

感染者を死に至らしめる可能性のあるコロナウイルスはこれまで3回出現してパンデミックを引き起こしています。最初は２００２年のＳＡＲＳ、次

表3　コロナウイルスの特徴

ウイルス名	HCoV-229E HCoV-OC43 HCoV-NL63 HCoV-HKU1	SARS-CoV	MERS-CoV	SARS-CoV2
病名	風邪	SARS （重症急性呼吸器症候群）	MERS （中東呼吸器症候群）	COVID-19
発生年	毎年	2002~2003年 （終息）	2012年~現在	2019年~
発生地域	世界中で蔓延	中国広東省	アラビア半島とその周辺	中国武漢市
宿主動物	ヒト	キクガシラコウモリ	ヒトコブラクダ （中東、アフリカに生息）	コウモリ
死亡者数/感染者数	不明/70億	774/8,098	858/2,494 （2019.11現在）	16万/233万人 （2020.4.19現在）
感染者年齢	6歳以下多、全年齢	中央値40歳 （0-100歳）	中央値52歳 （1-109歳）	全年齢
主な症状	鼻炎、上気道炎、下痢	高熱、肺炎、下痢	高熱、肺炎、腎炎、下痢	高熱、咳、肺炎
重症者の特徴	通常は重症化しない	糖尿病等の慢性疾患、高齢者	糖尿病等の慢性疾患、高齢者、入院患者	糖尿病等の慢性疾患、高齢者
感染経路	咳、飛沫、接触	咳、飛沫、接触、便	咳、飛沫、接触	咳、飛沫、接触
ヒト-ヒト感染	1人→多数	1人から1人以下	1人から1人以下	1人から2人以上
潜伏期間	2-4日 （HCoV-229E）	2-10日	2-14日	1-14日

出典：国立感染症研究所

が2012年のMERS、そして今回です。

ちなみに、新型コロナウイルスはSARS-CoV2と命名され、感染症名はCOVID-19と呼ばれています。

電子顕微鏡で観察されるコロナウイルスは、直径約0.1㎛（1㎛は1㎜の1000分の1）の球形で、表面には突起が見られます。形態が王冠「crown」に似ていることからギリシャ語で王冠を意味する「corona」という名前がつけられました。

新型コロナウイルスとほかの微生物との違いは何でしょうか。**表4**には、各ウイルス、細菌の感染経路、潜伏期間、特徴などそれぞれの多様性を示しています。

新型コロナウイルスは致死率が各国の報告で差はあるものの、およそ2.3%と発表されています（2020年3月現在）。なお、新型コロナウイルスは、遺伝子配列の違いからS型とL型に分類されます。中国の武漢ではL型、ほかの地域ではS型です。なお、感染部位は肺が中心であり、肺炎、間質性肺

表4　新型コロナウイルスと他の微生物との違い

病原体	感染経路	潜伏期間	特 徴
エボラウイルス	接触	2-21日	・致死率が50～90%と高い ・治療薬やワクチンがある
エイズウイルス	接触	5-10年程度	・薬で発症を抑えられる ・感染力は非常に弱く、大半が性的接触で感染
デングウイルス	接触	2-15日	・海外からもち込まれる ・蚊を媒介して感染。人から人へはうつらない
黄熱ウイルス	接触	3-6日	・致死率は40～50% ・的確な治療法はないが黄熱ワクチンはある
インフルエンザウイルス	飛沫	1-7日	・発症の1日前から他人にうつる ・流行する型が毎年変わる
ノロウイルス	飛沫	1-2日	・ごく少量のウイルスで感染 ・感染すると空気中を漂って人の口に入る
麻疹ウイルス	空気	10-12日	・一度感染すれば一生免疫が持続 ・妊娠中の感染は早産や流産の危険
結核菌	空気	数ヵ月-数十年	・発症するのは感染者の5～10% ・医療の進歩で死亡率は大幅に低減
新型コロナウイルス	飛沫・接触	1-14日	・致死率は2.3% ・S型（武漢以外）とL型（中国・武漢） ・発熱、咳、倦怠感、肺炎、呼吸困難

炎（肺胞を除いた部分である間質を中心に炎症をきたす疾患の総称）の重症化に注意が必要です。

また、新型コロナウイルスは気管、肺に加えて、上気道（鼻腔、咽頭、喉頭）の組織細胞にも結合、そして侵入することが解かってきました。そのため、咳やくしゃみから出たしぶきを吸い込む「飛沫感染」としぶきがついた手すりなどを握り、その手で口や鼻、目を触り、体内に入る「接触感染」を防ぐことがたいせつになってくるのです。

「連帯」あるいは「分断」のいずれかの選択

さらなる新型ウイルス出現の可能性を高める要因としては環境破壊、地球温暖化が挙げられます。

前述したように、これまでは森の奥で静かに存在していた病原体が、森林の開拓によって、人が生活圏を拡大すると、逃げ場を失い人類の住む社会に出てくる可能性があるのです。

温暖化の問題では、ツンドラ地帯の氷山の中に眠っていた病原体が目を覚まし、活動を余儀なくされるという懸念があります。

そのため、人類は新手のウイルスに対して、出現を前提として、その予防法についての知恵を身につけておく必要があるのです。そのことを今回の新型コロナウイルス感染症が教えてくれています。

新型ウイルスの抗体がない状態では対症療法しか期待ができません。したがって、感染の初期にどれだけ封じ込められるかが重要になります。すべては、地球に住む人々が心を一つにして取り組むことができるか否かにかかっているわけですが、そのためには、互いを尊敬し合うための哲学――仏法が説く「生命尊厳の哲学」が必要になると思えるのです。

新型コロナウイルス感染症拡大の危機の中で、二通りのニュースを耳にしました。

インドでは、新型コロナウイルス拡大を封じ込めようとしている医療関係者が暴力や嫌がらせを受けたという報道が2020年3月末ごろから相次ぎました。

その背景には、医療関係者からウイルスに感染するという思い込みや、自身が感染者として扱われることへの市民の恐怖感があるのです。バンガロール（インド南部、カルナータカ州の州都）では、住民の健康状態をチェックするために戸別訪問していた医療従事者が襲われました。

また、ボパール（インド中部のマディヤ・プラデーシュ州の州都）では、救急の勤務から帰宅中の医師らが警察に呼び止められ、ウイルスをまき散らしているとして警棒で殴打されたという事件も発生しました。こうした偏見による暴力や嫌がらせは、インドに限った出来事ではありません。

一方、イギリスでは感染拡大に関する暗いニュースが飛び交う中にあって、週に一度、イギリス全土で明るさに包まれる時間帯がありました。

それは、毎週木曜日の午後8時。国民がいっせいに、医療現場で奮闘する保健サービス（ＮＨＳ）のスタッフへの感謝を伝えるのです。窓を開け、家の外やバルコニーに出て、ＮＨＳのカラーである青色のライトで辺りを照らし、皆で拍手と歓声を贈り合うのだそうです。ロンドン大学衛生熱帯医学大学院のバーチンガー博士もできる限りの音でベルを鳴らしていると語っていました。

こういったニュースを耳にすると、この先も遭遇するであろうウイルス感染症を前に、人類が「連帯」か「分断」のいずれを選択するか、試されているように思えてならないのです。

第2章

感染症とその予防法

細菌とウイルスの感染症はどう違うのか

細菌とウイルスの特徴を比較したのが表5です。大きさは細菌の1㎛（1㎜の1000分の1）に対して、ウイルスはおよそ10分の1の0.1～0.3㎛です。細菌は光学顕微鏡で観察が可能ですが、ウイルスは電子顕微鏡でないと観察できません。なお、新型コロナウイルスは新聞、テレビで見る太陽のコロナのような形態をしています。

細菌は栄養源があり適当な湿度や温度があれば自力で増殖できますが、ウイルスの増殖には、生きた細胞が必要になります。細胞のリボソームを利用して自己成分を合成するのです。

病原体が細菌である場合、1個が分裂を起こして2個になる時間は15分から30分です。この間隔を「世代」といいますが、この速度で分裂を繰り返すと、時間の経過と共に2、4、8、16と増えていき、一晩で1個が数十億個

表5　細菌とウイルスの特徴とその感染症の違い

細菌	ウイルス
大きさ 1 μm	大きさ 0.1〜0.3 μm
生育条件は栄養、温度、湿度	生育には生きた細胞。細胞のリボソームを利用して自己成分を合成
世代交代15〜30分	1個の感染細胞（気道上皮細胞）から6時間で10^5〜10^6（COVID-19）産生
代謝物質は毒素、酵素等。症状は細菌の種類により多様性を示す	風邪症状（発熱、咳等）に加え、致死性の間質性肺炎・肺障害を起こすことがある。多様性を示す
光学顕微鏡で観察	電子顕微鏡で観察

にもなるのです。病原体の生育は、対数増殖だからです。

ウイルスの場合は種類によってさまざまですが、新型コロナウイルスの場合6時間でウイルスに感染した細胞が10万から１００万個も出来上がります（**図6**のステップ5）。

病態は細菌やウイルスの種類によって多様性がありますが、新型コロナウイルスは風邪症状の発熱、咳に加えて死に至るほどの間質性肺炎、肺障害を起こすことがあります。

以上を考え合わせると、感染拡大においては、いかに「1個の病原体を抑え込むか」「一人に抑え込むか」という視点がたいせつになります。

自分だけが助かっても、誰かが感染してしまえば、そこから病原体は増えていく。その意味では、対策の中に「一人だけ助かればよい」ではなく、手洗いなどの予防の基本を人々に伝える、必要な人にマスクを届けるといった、「皆で助け合おう」との「共助」や「利他」の哲学が必要だと思うのです。

近代細菌学の祖・パスツールの功績

ここで、細菌の発見について触れておきたいと思います。レーウェンフック（1632～1723）は17世紀後半のオランダで市役所に勤める役人でしたが、ガラスを磨いてレンズをつくることを趣味としていました。

彼は、レンズ一枚からできた顕微鏡をつくり、たまり水、コショウ、歯垢などの観察スケッチを描き続け、目に見えない「微小な生き物」の世界があ

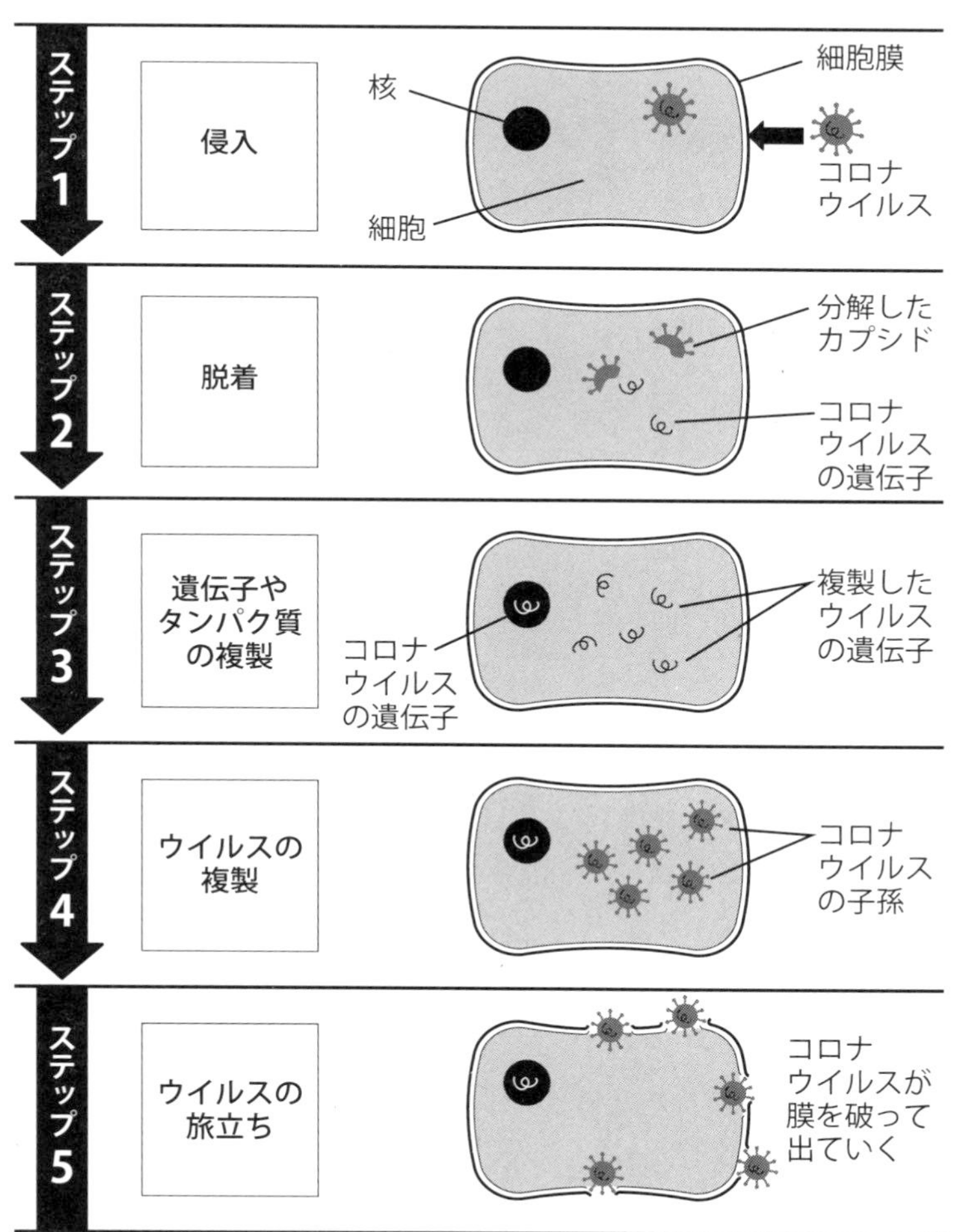

出典：厚生労働省

図６　コロナウイルスの感染と増殖する様子

ることに気づきます。その観察記録は、「雨水、井戸水、海水、雪解け水、さらにコショウの水溶液の中の小さな動物に関する観察」や「歯垢中の動物たちの顕微鏡的観察」などの論文として英国の一流誌に公表されます（**図7**参照）。

図7のAやFは桿菌、C～Dはレンサ球菌、Eは球菌、Hはブドウ球菌を観察したものと思われます。しかし、多くの人はこれを信じず、彼の観察スケッチはほとんど注目されなかったのです。

レーウェンフックは、目に見えない生物界を覗いてみて、くるくる動いたり、すいすい泳いだりする菌に、まるで動物園で動物を見ている感覚だったのではないでしょうか。この微生物がヒトの生存に大きく関わっているとは、想像すらしていなかったに違いありません。

それから2世紀を経て、「微生物の世界」という未知の世界に、人類はまがりなりにも気づき始めます。この目に見えない生物は何を食べて、どんな働きをしているのだろうと思いを巡らせる人がいても不思議ではありません。

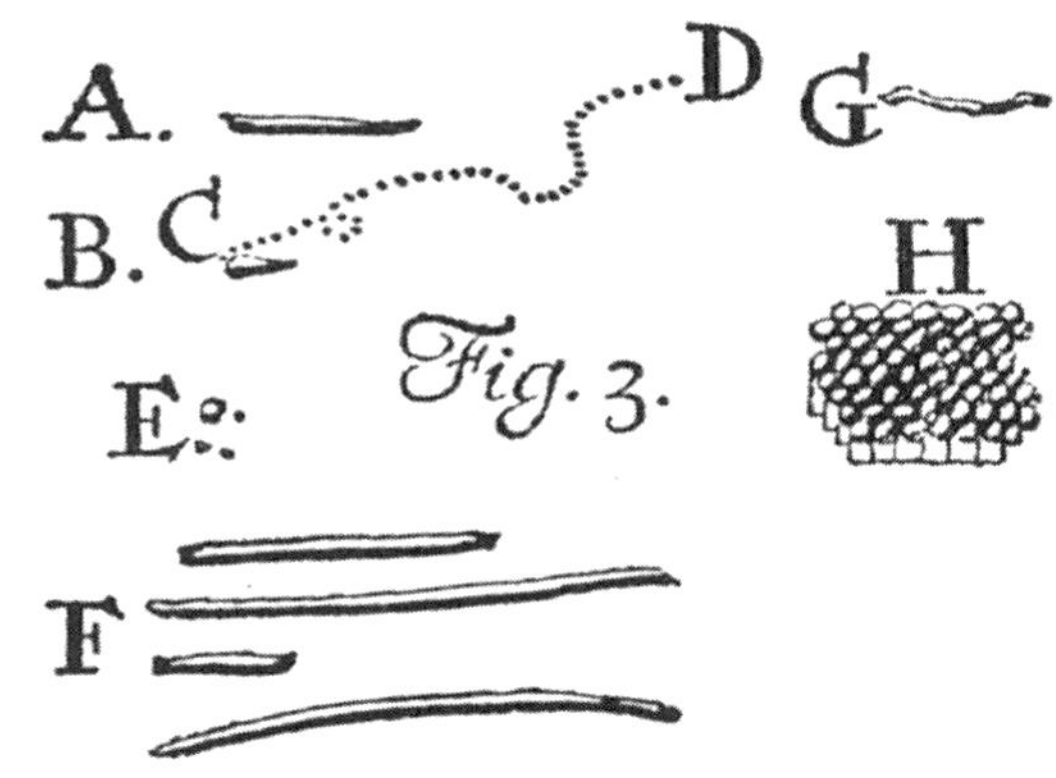

図7　レーウェンフックの見た微生物のスケッチ
Philosophical Transaction of the Royal Society of London 14:568-574,1684年より

これが科学者パスツール博士（1822〜1895）の微生物発見につながります。フランスの有力な産物であったブドウ酒が、ときにすっぱくなり（酸敗）、商品価値をなくしてしまう悲劇を繰り返していました。

この原因を探るべく依頼されたパスツールは、アルコール発酵の研究を始め、この酸敗の原因がある種の雑菌の異常増殖によること、さらには、この酸敗を防ぐ方法として現在では低温殺菌法として知られる62〜65℃で30分間の加熱で防げることを見いだしたのです。

この低温殺菌法のことを専門的にはパスツリゼーションと呼びますが、この言葉はパスツールの貢献を称えてつくられた造語です。このパスツールの発見はたいへんに重要な意味をもちます。

なぜなら、微生物がある種の異常現象の原因となること、そしてその防止法を明らかにしたことなど、先駆的な発見であったことが挙げられます。病気の原因が微生物によるということに人類が気づく大きな一歩だったのです。この事実こそパスツールが近代細菌学の祖といわれるゆえんです。フランスにあるパスツール研究所は、今でも細菌学の研究で先進的な仕事をしています。私のライフワークとなったレンサ球菌の先駆けの研究者も、この研究所で活躍をしていました。[*10]

コロナウイルスの症状と感染拡大のしくみ

感染症とは、ウイルスや細菌などの病原体が体内に侵入して増殖し、発熱や下痢、咳などの症状が出ることです。**図6**（55ページ）を参考にしながら、コロナウイルスによる感染のルートを考えてみましょう。

まず、感染者や発症者の口から、咳、くしゃみとして飛沫が空気中に放出され、この飛沫に含まれるコロナウイルスが、非感染者や医療従事者などのヒトの口に入ることから始まります。

口から侵入したコロナウイルスは細胞に取りつき、エンベロープ（脂質膜）の外に突き出たスパイクを使って細胞膜にくっつきます。するとと細胞は、コロナウイルスをホルモンや栄養素といった、何か有用なものと勘違いして、内部に積極的に引っ張り込む（侵入：ステップ1）のです。

細胞をうまくだまして、内部に忍び込んだコロナウイルスは、着ていたカプシド（ウイルスゲノムを取り囲むタンパク質の殻のこと）を脱ぎ捨て、自らの遺伝子であるＲＮＡやＤＮＡを放出（脱着：ステップ２）します。

この遺伝子が細胞内にある酵素を利用して大量に複製（遺伝子の複製：ステップ３）されるばかりか、細胞の設備を利用してコロナウイルス成分であるカプシド・タンパクを大量に産生（タンパク質の産生）するのです。

できたタンパク質がウイルス遺伝子を包み込んで、新たなコロナウイルスが完成（ウイルスの複製：ステップ４）します。１個の細胞の中でも数千のウイルス粒子ができて、細胞を破壊して飛び出し、次の細胞に侵入を繰り返す。このようにして感染局所である、肺、喉、鼻の細胞が破壊され、発熱、咳、くしゃみ、悪寒などの症状が表れるのです。

２０１９年12月以降に人から人への感染が拡大している新型コロナウイルスの症状と感染拡大のしくみを**図８**に示しました。

発症による主な症状は発熱、咳、強いだるさなどです。潜伏期間は１～14日、中央値は５～６日。なお、感染してもウイルスが体外に排出されれば発

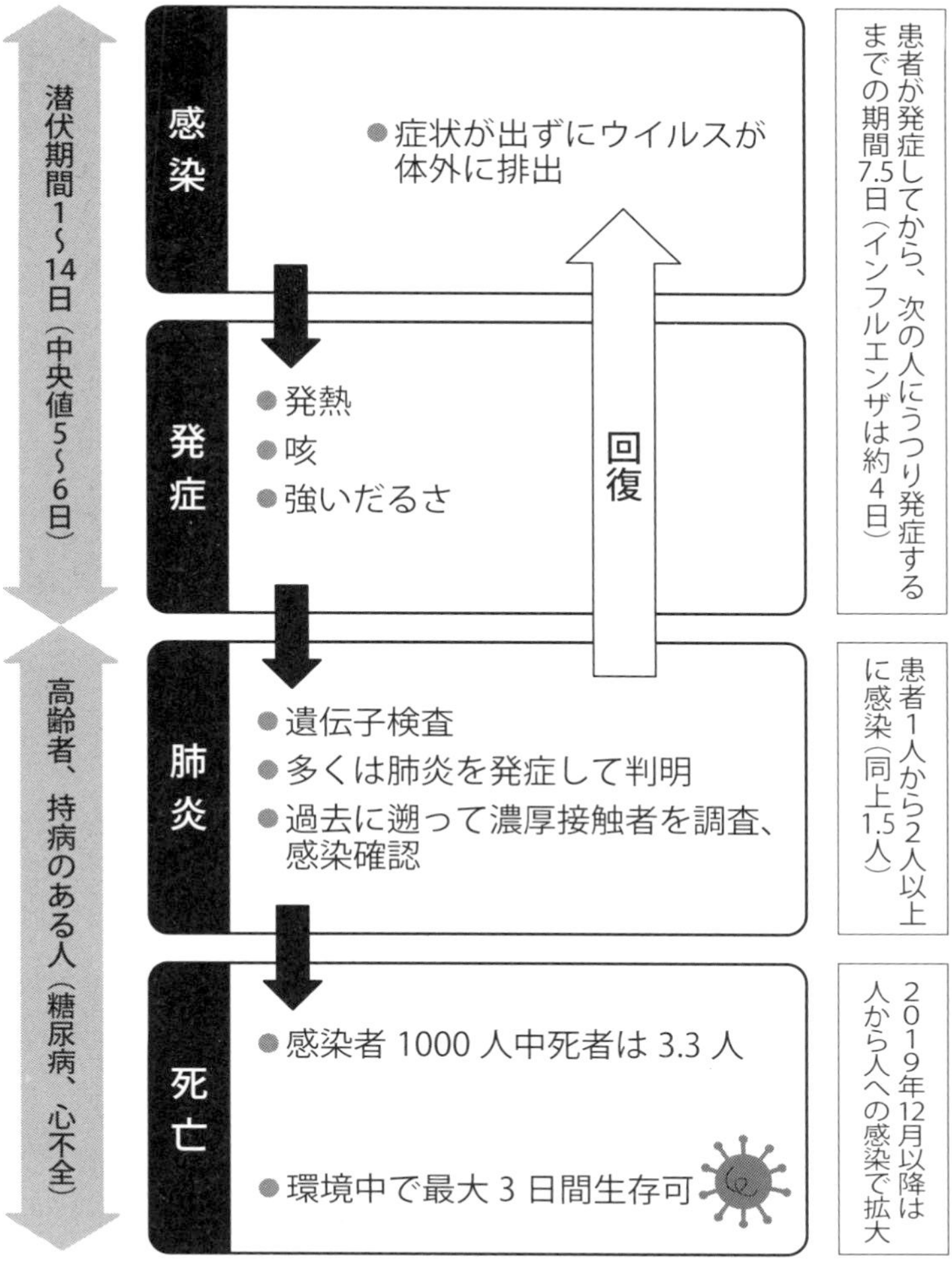

潜伏期間1～14日（中央値5～6日）

高齢者、持病のある人（糖尿病、心不全）

感染
- 症状が出ずにウイルスが体外に排出

発症
- 発熱
- 咳
- 強いだるさ

肺炎
- 遺伝子検査
- 多くは肺炎を発症して判明
- 過去に遡って濃厚接触者を調査、感染確認

死亡
- 感染者 1000 人中死者は 3.3 人
- 環境中で最大 3 日間生存可

回復

患者が発症してから、次の人にうつり発症するまでの期間7.5日（インフルエンザは約４日）

患者１人から２人以上に感染（同上1.5人）

２０１９年12月以降は人から人への感染で拡大

図８　新型コロナウイルスの症状と感染拡大のしくみ

症しません。

また、発症しても回復する人が多いことも特徴です。この場合では遺伝子検査（2020年3月時点ではPCR検査）までは進みません。

発症後症状が持続するときには遺伝子検査を実施します。遺伝子検査で陽性であれば過去に遡って濃厚接触者を調査、感染を確認しますが、多くは肺炎を発症して判明するのが実状です。

致死率は国によって差はありますが、0.2～6.9％程度といわれています。

患者が発症してから、次の人にうつり発症するまでの期間は7.5日、インフルエンザは約4日です。新型コロナウイルスは、患者1人から2人以上に感染するので、インフルエンザの1.5人に比べると感染力は強いといえます。なお、新型コロナウイルスは、日常生活の場においても最長で3日間は、感染力を保持しているとの報告もあります。[*1]

免疫系の暴走「サイトカイン・ストーム」

さまざまな感染症のリスクにもかかわらず、私たちが生きていけるのは免疫系の働きのおかげです。そのしくみについては後で改めて説明しますが、ここでは、新型コロナウイルスが重症化する問題に関連して、一つの観点をご紹介します。

免疫系は病原体などを駆除してくれる心強い武器ですが、あまりに強力なので「諸刃の剣」となって私たちの身体を傷つけてしまうこともあります。アレルギーやさまざまな自己免疫疾患もその表れです。花粉症や喘息は比較的身近なものなのでよくご存知だと思いますが、「諸刃の剣」がウイルスなどの感染症の際にも問題になることは、あまり知られていないかもしれません。

前にご紹介したＳＡＲＳが２００２年に流行した際、重症化した症例では免疫系の暴走が起きていることが注目を集めました。このたびの新型コロナウイルスでも、同様の症例が報告されています。

いわゆる「サイトカイン・ストーム」と呼ばれる現象なのですが、「サイトカインの嵐（ストーム）」とは、どのようなものなのでしょうか。

サイトカインとは、細胞が分泌（ぶんぴつ）するタンパク質の総称（そうしょう）で、たくさんの種類があります。その役割は、何らかの指令を特定の細胞に伝達することで、指令を受け取った細胞はそれぞれに応じた反応を開始します。

たとえば、細胞分裂して数を増やすことが指令される場合もありますし、その反対もあります。また、特定の物質をつくることが指令されたり、別の場所に移動することが指令されたりもします。

このようにサイトカインは情報を伝達する役割を担うのですが、似た物質としては、ほかに「ホルモン」があります。ただし、ホルモンの場合には特別な組織構造である「腺（せん）」（甲状腺など）から分泌されて遠く離れた細胞にも作用するのに対し、サイトカインは一個の細胞が直接体液中に分泌して、特に近くにいる細胞に強く働きかける点が異なっています。

免疫系の細胞もさまざまなサイトカインを分泌します。皆さんも、怪我をしたときにその場所が腫れたり、熱をもったり、赤くなったりしたことがあると思います。

腫脹、発熱、発赤、それに痛みを加えた症状を「炎症」と呼びますが、これらの症状はサイトカインの指令によって起こるのです。数あるサイトカインの中でも炎症を引き起こす「炎症性サイトカイン」は、インターロイキン1β(IL-1β)、インターロイキン6(IL-6)、腫瘍壊死因子α(TNF-α)などです。

これらがつくられると、たとえば血管内皮細胞に働いて、血管が拡張すると共に、血管の壁が緩められます。これによって、その場所は血流が盛んになって赤く見えるようになりますし、血管を流れる体液や白血球が血管の外に出て、傷口から侵入したばい菌と闘いを始めます。

このように、感染症と闘う際にもサイトカインは重要な働きをするのですが、過剰につくられ、病原体の侵入場所を越えて全身に作用するようになると、不都合が生じます。これがサイトカインの嵐（ストーム）です。

サイトカインによって過剰に活性化してしまい免疫細胞が死ぬこともありますし、血液凝固（ぎょうこ）があちこちで起こって、さまざまな臓器に酸素や栄養分が行き渡らず多臓器不全となることもあります。つまり、病原体を排除するための免疫系が、行きすぎると自分自身を破壊してしまうのです。病原体そのものの毒性よりも、こちらの方が大きな問題になる例は意外に多いことが分かっています。

新型コロナウイルス感染症の場合はどうでしょうか。今回のパンデミックで、多くの医療施設から症例報告が出されていますが、軽症で済んだ患者さんと、集中治療室（ＩＣＵ）に収容されるなど重症化した患者さんでどのような違いがあったか。さまざまな検査項目の結果を見渡したところ、重症患者では、IL-6など「炎症性サイトカイン」の血液中濃度が高い傾向があること、また血液中の好中球の細胞数が増加傾向である一方、リンパ球の細胞数が減少していることなどが分かってきました。これらは重症患者ではサイトカイン・ストームが起こっていることを示唆するデータです。

そこで、重症患者には免疫反応を抑制したり、IL-6などのサイトカインを中和する薬剤が有効である可能性が考えられ、実際に効果があったという報告があります。

現段階ではウイルスそのものを標的とする薬剤がより注目されており、それは理にかなったことですが、ひとたびサイトカイン・ストームの状態になってしまった場合、いくらウイルスの複製を防いでも手遅れである可能性が考えられます。ワクチンの開発を含め、免疫反応を適切にコントロールすることは重要であり、今後の大きな課題であると考えられます。

密閉、密集、密接の「三密」を避ける理由

東京都町田市に子供たちに人気のスポット、リスと遊べる「町田リス園」があります。「放し飼い広場」ではヒマワリの種を手に乗せているとリスが

やってきて食べるのです。

　このリス園において、１９９２年10月中旬から11月中旬までの間に、放し飼いのリス５００匹中、台湾リス３７３匹、およびシマリス41匹の計４１４匹（死亡率82・８％）が、顔面に軽度の腫れがみられ外鼻孔および口腔から出血して、相次いで急死しました。

　原因究明、および対策の依頼が麻布大学にあり、チームを組んで対応にあたったことがあります。[*2]

　原因を調べると、細菌学的にはC群レンサ球菌であることが判明しました。検討の結果、ウイルスの原因は否定されました。私の研究室では長年にわたりレンサ球菌研究をしてきたこともあり、病原菌を産生する病原因子の解析に取り組んだのです。

　病理的には肺の病変が見られ、全体に肺胞壁が厚くなっていました。変化した肺胞壁は出血しており、出血性の肺炎と多くの好中球の存在が認められたのです。なお、リス園の関係者の咽頭からレンサ球菌の分離も行いましたが、検出されませんでした。ヒトには感染しない、人畜(じんちく)共通感染症ではないことを確認できたのです。ヒトには感染しないことが確認できたので、リス園を再開することができました。通常リスは放し飼いにされるまでに、検疫(けんえき)の目的で一定期間、健康状態を観察するのですが、そこでは異常が見られませんでした。最終的には、中国からのシマリスが感染源であったとの結論に至りました。

このリス感染症から二つのことを学ぶことができました。一つはリスの生態系の問題です。リスは寒さや外敵から身を守るために、寝(ね)る場所など群れで生活します。[*6]

そのために病原菌をもつ1個体が発症すると、群れ全体に感染が拡大して、わずかの期間に82・8%のリスが死亡したというのが、「町田リス園」で起こったことなのです。まさに三密による濃厚接触です。

二つ目の教訓は単独のケージで飼育したリスは病気になりやすいということです。自由を束縛(そくばく)されたストレスが抵抗(ていこう)力、ここでは免疫力を低下させた

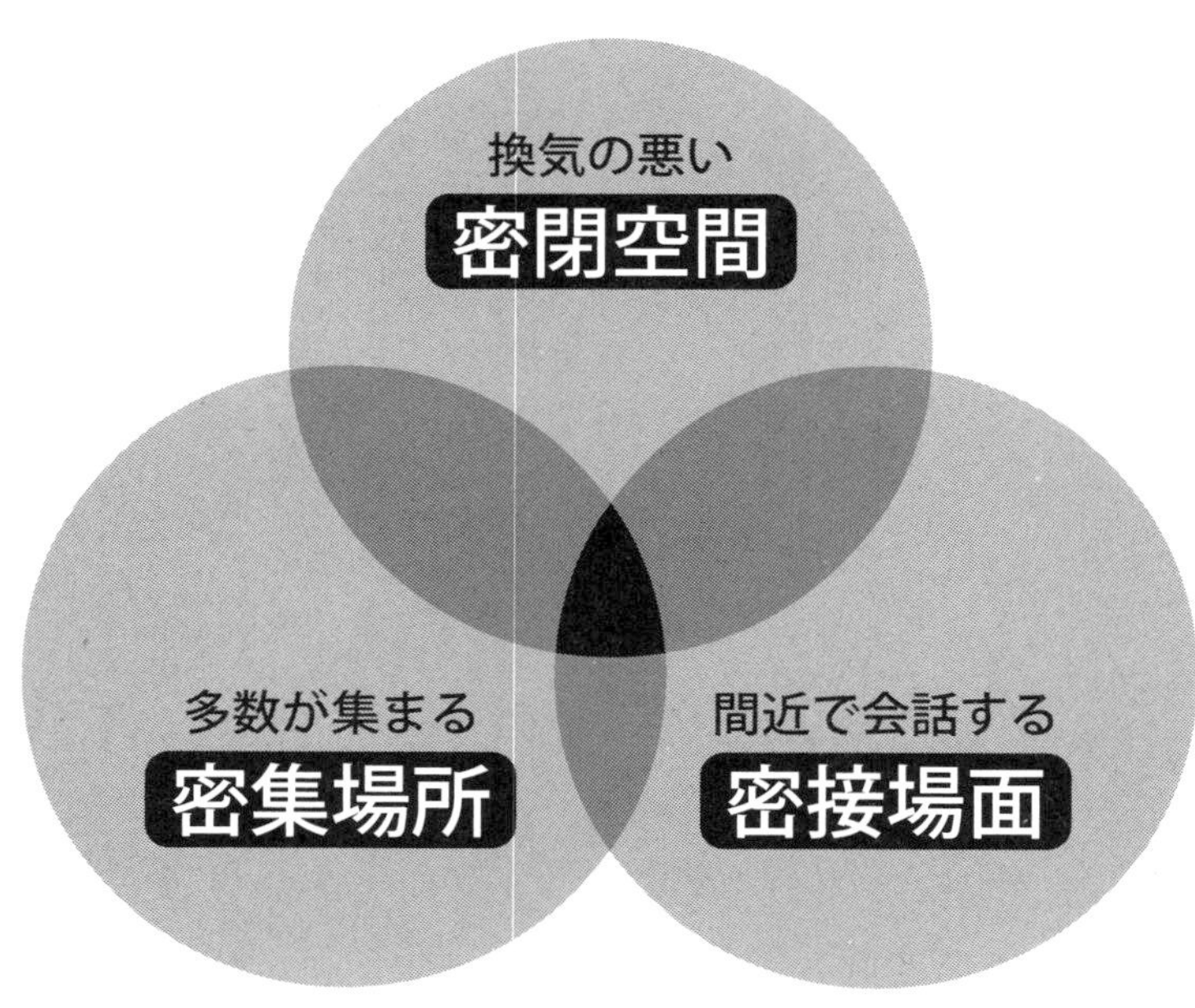

図９　３つがそろうと感染集団発生のリスク増

と思われます。

「町田リス園」での教訓は、ヒトにも共通します。身体的距離（フィジカル・ディスタンス）が時と場合できわめて重要になることを教えてくれています。

図９を見ると三つが重なり合う部分、この状態では感染集団発生のリスクが高まるということです。ウイルス感染は接触、飛沫などで拡大するので、換気の悪い部屋に感染者といれば、

ウイルスは蓄積されます。

多くの人が密集している状態では人から人への感染頻度が高まります。さらに、近くで会話をすることで感染のリスクは高まります。一つでも感染のリスクがあるわけですが、二つ、三つと重なればリスクが高まることは容易に理解できると思います。

なお、「町田リス園」ではこれまでの経験を生かし、リスの健康管理にも十分に注意することで、安心してリスと遊べる場を提供しています。

野口英世の亡骸は完全に密封された棺で埋葬された

ここで野口英世博士について触れておきたいと思います。請われて担当する健康セミナーの冒頭で、「千円札の肖像が誰だか分かりますか？」と質問するのが常なのですが、参加者の皆さまは、戸惑いながらも夏目漱石、伊藤博文、年配の方は聖徳太子と答える人もいます。

こっそりと財布から取り出し確認する慎重な人もいます。野口英世の肖像は２００４年に千円札に採用されましたので、かれこれ16年になります。次に「野口英世はなにをした人ですか？」と質問すると、やけど、医者、黄熱病などと答えてくださいます。

野口英世の功績は、黄熱病の流行地であったメリダ（メキシコ）やアクラ（ガーナ）などに赴き、病原体の発見に尽力したことが知られています。彼はアクラで黄熱病の犠牲になり生涯を閉じたのですが、「感染と免疫」の発展に大きく貢献しました。

ちなみに、黄熱ウイルスは**表4**（45ページ）で示しましたが、致死率40～50％と高い病原体です。

黄熱ウイルスの死者は2次感染の危険から、火葬、もしくは即座に埋葬されるのが通例だったのですが、石油王ロックフェラーの指示で、野口英世の亡骸は米国に送られました。

金属製の棺に納めて蓋を溶接、完全に密封して、ガーナからニューヨークに着いたのです。野口英世が在籍していたロックフェラー医学研究所の所員は、出迎(でむか)えた友人たちに「棺の蓋は開けられないし、棺に触れてもいけない」と告げ、厳重な管理のもとで棺はニューヨーク州ウッドローン墓地に埋葬されました。

黄熱病で斃(たお)れた野口英世は、スーパースプレッダー（感染症を引き起こす病原体に感染した宿主のうち、通常考える以上の2次感染例を引き起こすもの）だったため、他人への感染を防ぐために金属製の棺に納め、密封したのです。

野口英世の墓石には「人類のために生き人類のために死んでいく」とあり、生家の誕生地碑(たんじょうちひ)と菩提寺(ぼだいじ)には、彼の遺髪(いはつ)が納められています。遺髪は、米国の理容師が「世界のノグチ」の髪(かみ)としてアフリカにわたる以前にもっていたものと伝えられています。

ちなみに、野口英世は国内外を代表する多くの細菌学、特にレンサ球菌研究の第一人者を輩出(はいしゅつ)している日本医科大学（旧・済生学舎）で学びました。

「外界に触れる防御」とマスクの効果

図10を参考にマスク、手洗い、換気の効果について説明をしたいと思います。

第1段階の「外界に触れる防御壁」は皮膚や粘膜、唾液、鼻毛、鼻の粘膜、胃酸などが侵入する病原体に対して防御の働きをします。

皮膚では分泌物による防御も行われています。たとえば、皮脂腺や汗腺などからの分泌物は、皮膚表面を弱酸性（pH3～5）に保つことによって、病原体の繁殖を防いでいるのです。さらに、汗などにはリゾチームと呼ばれる酵素が含まれており、細菌の細胞壁を分解して、細菌を破壊します。

鼻や口、消化管、尿管などの内壁を覆う粘膜も外界と接しており、異物の侵入に対してさまざまな防御のしくみをもっています。粘膜は粘液を分泌するのですが、この粘液を守るうえで、マスクが効果的な役割を果たします。

細菌・ウイルスなど

▼

第1段階　**外界に触れる防御壁**

皮膚・粘膜・唾液・鼻毛・鼻の粘膜・胃酸など

▼

第2段階　**自然免疫**

マクロファージ・好中球・好酸球・NK 細胞など。
異物であればなんでも駆除

▼

第3段階　**獲得免疫**

記憶をもった細胞。
過去に一度侵入した異分子に対して即座に攻撃

図10　感染防御のしくみ

マスクで、細菌やウイルスの侵入を完全に防ぐことはできませんが、マスクをすることで鼻や喉の湿度を一定に保つことができます。湿度を一定に保つことで、いわゆるうるおいを逃がさない効果があるのですが、このうるおいによって粘液は守られるのです。

唾液の中には免疫グロブリンや殺菌成分が含まれています。唾液が出にくい方は、耳の下や顎の内側の唾液腺を押してマッサージすることをおすすめします。

話は変わりますが、２０１９年もイグノーベル賞受賞者に日本人が入りました。５歳児の1日当たりの唾液分泌量がどれくらいかを測ったことが受賞の対象となったのです。唾液は口の中を清潔に保つため、そして食べ物を消化するうえで重要な働きをしています。

安静時や食事中に、どのくらい唾液が出ているかは重要な情報ですが、子供を対象とした調査はこれまで行われていなかったのです。

そこで30人の5歳児を対象に調べた結果、平均５００㎖の唾液を分泌していることが推定されたのです。ちなみに大人の分泌量は1日当たり平均で1～1.5ℓです。

さらに、口から奥に侵入してきた場合でも、粘液と共にからめ捕り、気管に存在する線毛が外に送り出します。**図11**に示した線毛についてのエピソードをご紹介します。

私が初めて仕事に就いたのは臨床検査薬の製造販売メーカーでしたが、親

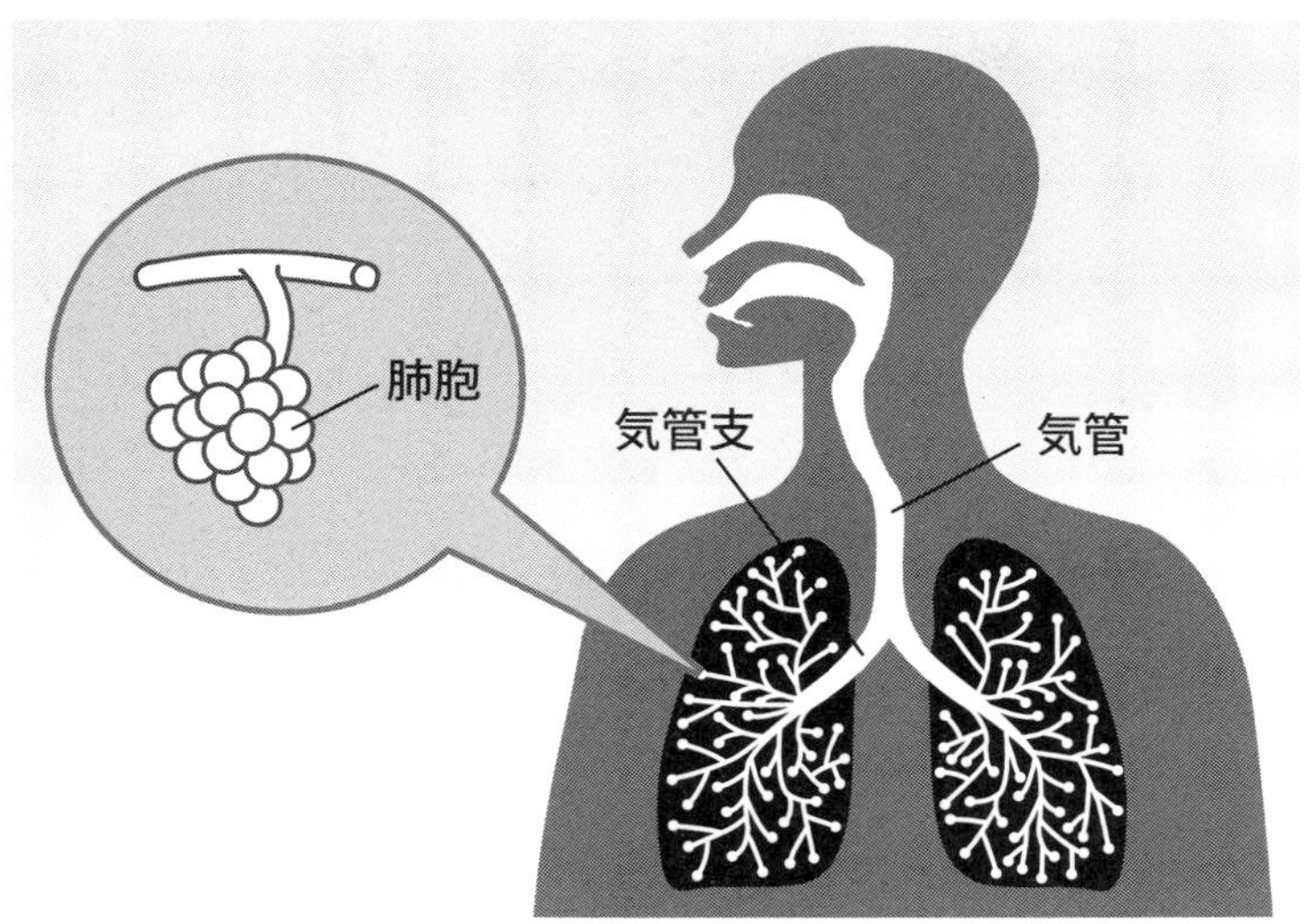

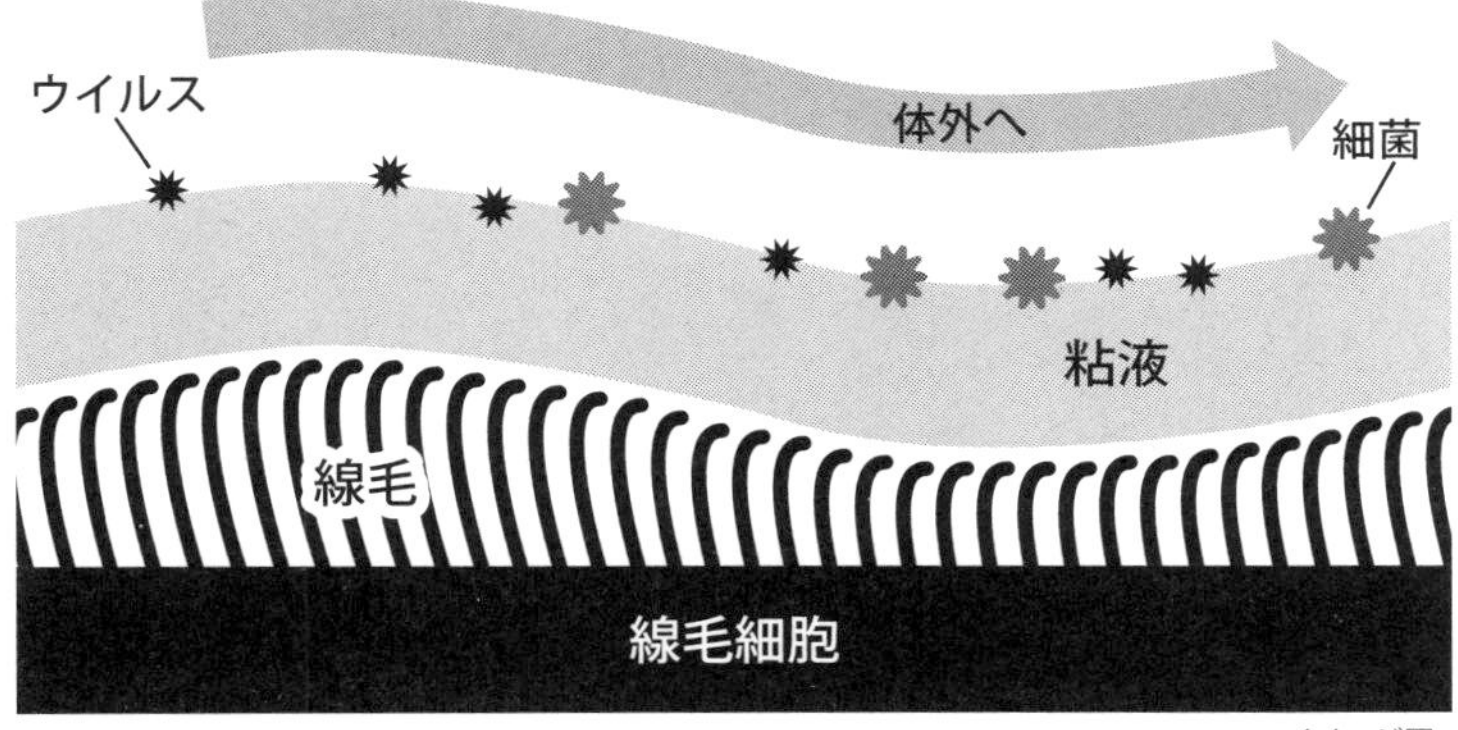

線毛が異物を除去するしくみ

図 11　気管および線毛構造

会社は株式会社龍角散でした。のど薬として広く知られる龍角散の歴史は古く、原型は、江戸時代の後期に秋田藩佐竹家の御典医である藤井玄淵（？〜1828）によって創製され、藩薬とされました。

さらに、蘭学を学んだ藤井玄信が西洋の生薬を取り入れて改良を加え、藩主佐竹義堯に仕えた三代目の藤井正亭治は、藩主の持病である喘息を治すために改良を加えます。龍角散と命名されたのもこのころと伝えられています。

この龍角散の効果が気管に存在する線毛の働きを強くすることなのです。気道には線毛細胞の上皮に線毛がびっしりと伸びているのですが、線毛は1分間に1500回も動いて異物を排除しています。そのため、線毛の働きを強くすることがウイルスなどの病原体の侵入を防ぐ壁となるのです。

1871年には、秋田藩の江戸屋敷に近い神田豊島町（現・千代田区東神田）で、正亭治は藤井薬種店を始め、龍角散は一般に発売されることになりました。

手洗いと換気で微生物の侵入を防ぐ

次に手の表面に付いた細菌やウイルスなどを洗い流す手洗いについてです。私たち研究者、医療関係者などは、病原菌を取り扱うときにはクレゾールなどに手を漬けて消毒していました。そのにおいは昔の病院特有のものです。現在では、ヒビテンなど、無臭の消毒液が使われています。

ちなみに、一昔前の外科医の手は見るとすぐに判ったものです。なぜかというと、外科医は手術前に必ず指先までたわしで洗っていたので、爪が少なくなっていたのです。それが多くの手術を経験した証でもありました。手の指紋、爪の生え際にも存在するばい菌を洗い流すほど徹底していたのです。

手洗いの効果についてですが、私は清潔だから汚い菌はもっていないと誰もが思っているのではないでしょうか。

しかし、どれだけ身近に細菌が生息しているかを、次の実験から明らかにしたいと思います。

図12に示すように、細菌が生育するために必要な栄養分を含んだ培地に、手のひらをスタンプします。次に手のひらを消毒した後に同じようにスタンプします。その培地を37℃のふ卵器に入れておきます。すると、翌日にはこんもりとした細菌のコロニー（集落）が観察されるのです。

培地のつくり方は、１００㎖の容器に炭素源として砂糖を一匙入れて、次に炭素源として肉汁あるいは肉エキスを入れます。これらを寒天に封じ込め、熱を加えて、通常は円筒形のガラス容器に入れますが、この場合は手形状の容器に入れ、固まらせると培地になります。

図12中（a）（c）には、ブドウ球菌やカビ類が多く見られます。図に見られる実物で見える小さなコロニーにはおよそ数十億の菌が生息しているのです。

たとえばピクニックに出かけるにあたって、手を洗わないで素手でおにぎりを握ったとします。手に付着している常在細菌がおにぎりにまぶされ、そ

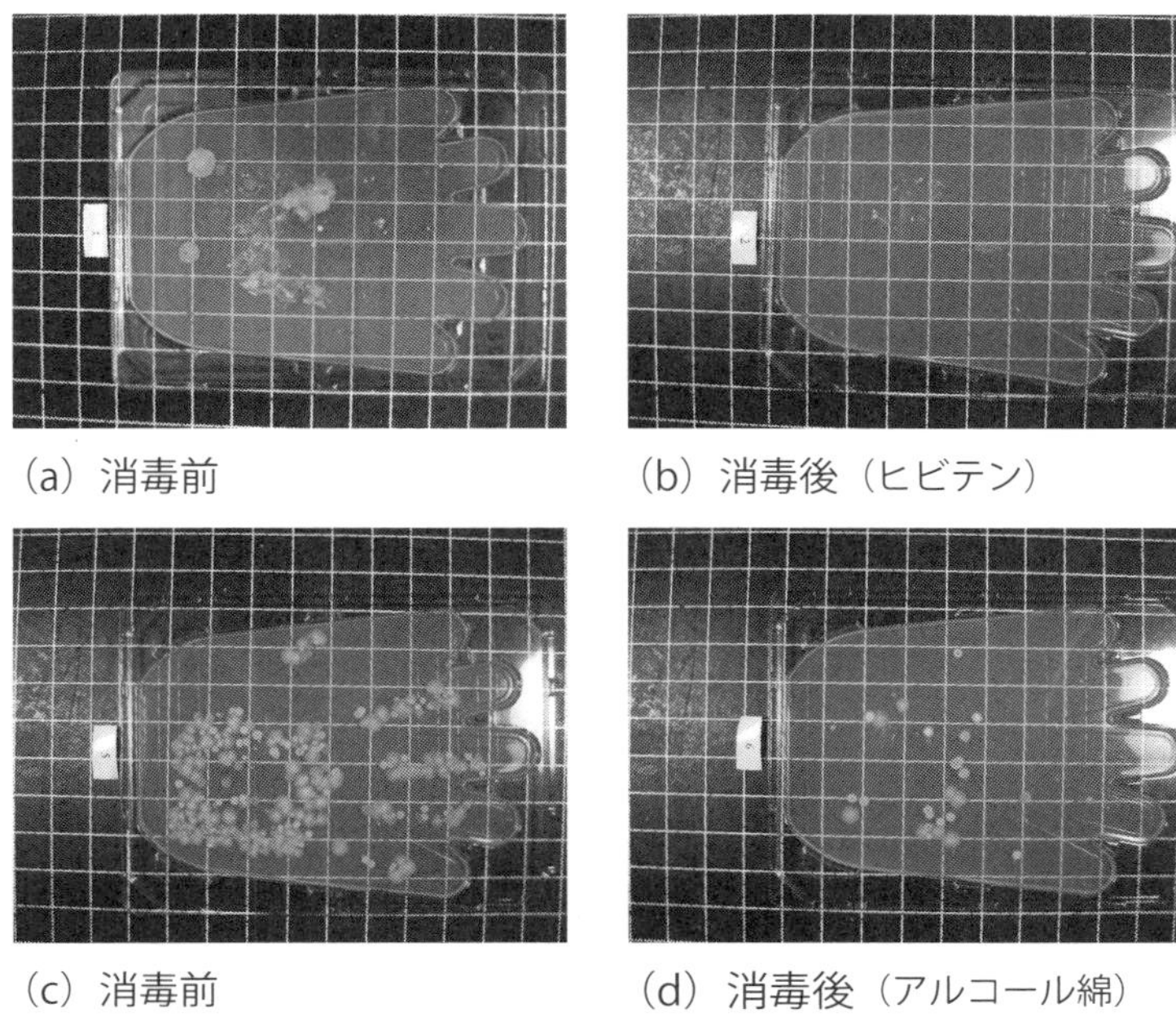

(a) 消毒前　(b) 消毒後（ヒビテン）

(c) 消毒前　(d) 消毒後（アルコール綿）

図 12　手掌の汚れの状態（消毒前後）

れを入れたリュックは運動により、身体の近くで温められ、細菌が繁殖するのに都合のよい環境(かんきょう)になってしまいます。

そして、30分に1回の分裂を繰り返すと1個の細菌は6時間で４０００個にもなるのです。手に傷がある場合にはさらに細菌数が増加するのですが、人間の手にはたくさんの見えない傷があります。たとえば、何か尖(とが)ったものを掴(つか)んだときなどに傷がつくとします。するとそこから皮膚の組織の浸出液(しんしゅつえき)が出て菌の栄養源になってしまうのです。

また、消毒の効果を**図12**の（b）（d）で確認することができます。ヒビテンとアルコールではヒビテンのほうが消毒の効果が高いことが分かります。消毒液や石鹸(せっけん)がないときでも、流水でよく洗い流せば菌量は減少します。

換気もたいへんに重要です。臭(にお)いがあれば換気の必要性が分かりやすいところですが、無臭の場合は分かりづらい。そのため、定期的に時間を決めて行うことがたいせつです。理想的な換気は、2時間に1回で換気時間は5〜10分程度が目安とされています。

以前に無菌室における細菌数の検査をしたことがあるのですが、無菌室には、99・999％で除菌できる空調のフィルターを通して風が入ってきます。こうした装置があれば部屋の除菌が可能ですが、一般家庭、学校、職場などには当然のことながら設置はできません。したがって、換気をこまめに行うことこそ、室内の病原体が含まれる割合を下げることにつながるのです。

第3章

感染症に打ち勝つ人間の免疫力

感染症から身体を守る「自然免疫」のしくみ

感染症を防御する「自然免疫」のしくみについて前述の図10（75ページ）を参考に説明したいと思います。

第2段階の働きを担当しているのが、免疫細胞の白血球です。白血球には、マクロファージ（単球がさらに分化したもの。異物を捕食して消化する清掃屋の役割を果たす）や好中球、好酸球（アレルギー反応の制御が主な役割）、好塩基球などの顆粒球、またＮＫ（ナチュラルキラー）細胞などのリンパ球があります。

これらが体内に入ってきた病原体などの異物をいち早く見つけて攻撃し、退治してくれるのです。新型コロナウイルスに感染しても多くの人が軽症で済み、安静にしているだけで治るのは自然免疫の力によるものです。

逆に高齢者や基礎疾患がある方は、自然免疫の力が弱いために重症化することが多いのです。自然免疫を健全に産生させるには、交感神経と副交感神経からなる自律神経が、バランスよく働いていることが必要になります（94ページ**図15**参照）。そのためにはストレスをためず、規則正しく、おだやかな日常生活を送ることがたいせつです。

免疫細胞である白血球は、骨髄の中の造血幹細胞からつくられます。白血球は寿命が数時間から数日と短いので、つねに補充しなくてはなりません。1日につくられる細胞数は約2000億個。1秒間に200万個の産生量になります。

そのため日々の健康管理によって、免疫細胞が適切につくられる環境を、体内に整えてあげることが大事になります。これらの自然免疫細胞群、のちほど述べる「獲得免疫」など、多くは骨髄系幹細胞からつくられます。

図13に示すようにインターロイキン（ＩＬ）と呼ばれる生理活性物質の存在下で、それぞれの機能をもった細胞に育って（分化）いきます。この生理活性物質は第2章（63ページ）で述べたサイトカインと同一物質です[*13]（各種サ

イトカインの略記の説明は省略)。

自然免疫が作用している身体の部位では、局所的な痛みや腫れを伴うことがあります。不快でならないのですが、この痛みや腫れには自然免疫を促進し、組織の修復を高める効果があるのです。

身体の一部に感染や損傷が起こると、局所の細胞からヒスタミンやプロスタグランジンといった警報物質が分泌され、さまざまな反応を引き起こします。

第2章(65ページ)ですでに述べた身体の反応である炎症について、炎症が起こると、好中球や単球(白血球の一種で、もっとも大きなタイプ)が組織に集まって自然免疫を活発に行うようになります。

好中球は、病原体を殺す化学物質の分泌や食作用によって処理を行います。これらの反応によって好中球も死滅し、それが集まって膿になるのです。

単球はマクロファージに分化し、侵入した病原体や死んだ細胞を飲み込んでいきます。また、マクロファージから血液中に放出されたインターロイキ

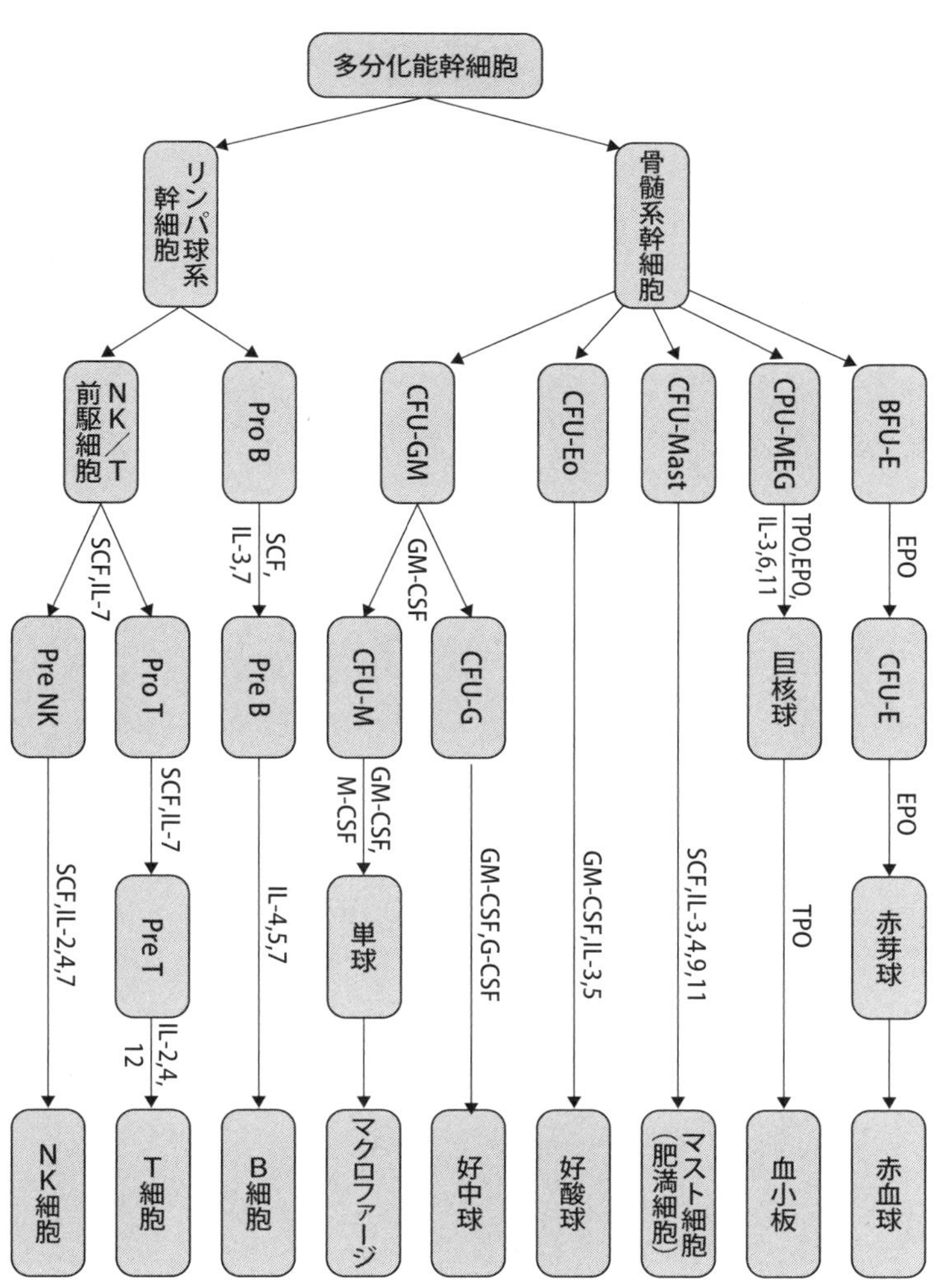

図 13　多分化能幹細胞の分化

ンが、脳の視床下部に働きかけ全身の体温を上昇（発熱）させます。

ここで、免疫細胞である顆粒球の一つである好酸球についての症例を紹介します。

好酸球増多症の症例（27歳女性）ですが、微熱、倦怠感、鼻血、皮下出血の症状で入院。検査の結果、好酸球が26％と高値でした。

正常値が1〜5％なので5倍も高く、このため、ほかの免疫細胞の機能も低下して、一度しか罹らないはずの麻疹に罹患してしまいました。また、血小板が少なくなったため、皮下出血、足や胸に紫斑が出現したのです。

ここで、たいせつなことは一つの免疫細胞の産生量が突出すると、ほかの細胞の増殖に影響を与え、バランスが大きく崩れ、不健康になるということです。いかに細胞群のバランス、顆粒球とリンパ球の調和がたいせつであるかを、この症例が教えてくれています。なお、症例の女性はその後回復して、今は元気に活躍しています。

「睡眠」「栄養」「保温」が自然免疫を活性化させる

自然免疫、獲得免疫といった生体防御にとって重要なことは、**図14**に示すように、睡眠と栄養、そして保温です。まずは質のよい睡眠を十分にとること。睡眠中に疲れた身体が修復され、古い細胞が新しい細胞に入れ替わるからです。

睡眠時間が少ないと、免疫細胞の数も少なくなり、免疫力が低下します。睡眠中は副交感神経が優位に働くことも、免疫力のアップにつながります。

次に栄養についてです。規則正しい食事によって、バランスのよい食事をとることもたいせつです。特にビタミンA、B、C群は粘膜強化や疲労回復、免疫力の強化に効果があるといわれています。

免疫細胞の70％は腸に存在しています。乳酸菌などの発酵食品や食物繊維、オリゴ糖などをとり、腸内細菌のバランスをよくすることも免疫力を高めます。

人体（成人男性）の化学組成は、水60％、タンパク18％、脂質18％、無機物質3.5％、糖質0.5％です。人体は細胞の集合体であるので化学組成は、細胞の組成割合ともいえます。ちなみに女性は水分が10％低く、かわりに脂質が多くなります。

そのほかの成分としては、核酸、ビタミン、ホルモン、色素などです。ヒトの50兆個の細胞、免疫に関与する細胞の代謝、すなわち合成と異化などを考えてもバランスのよい食事はたいせつになるのです。

一方、**図14**に示すように保温が大事なのは、身体が冷えると交感神経の働きによって、リンパ球などの免疫細胞が減少するからです。温度という物理的ストレスが免疫能力に影響するため、服装や寝具にも気を配り、毎日、しっかりと湯船につかることをおすすめします。入浴によるリラックス効果も免疫力の向上につながります。

以上の睡眠、栄養、保温の三つの質を上げ、より効果を高めるうえでは適

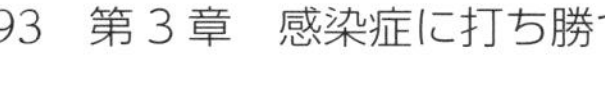

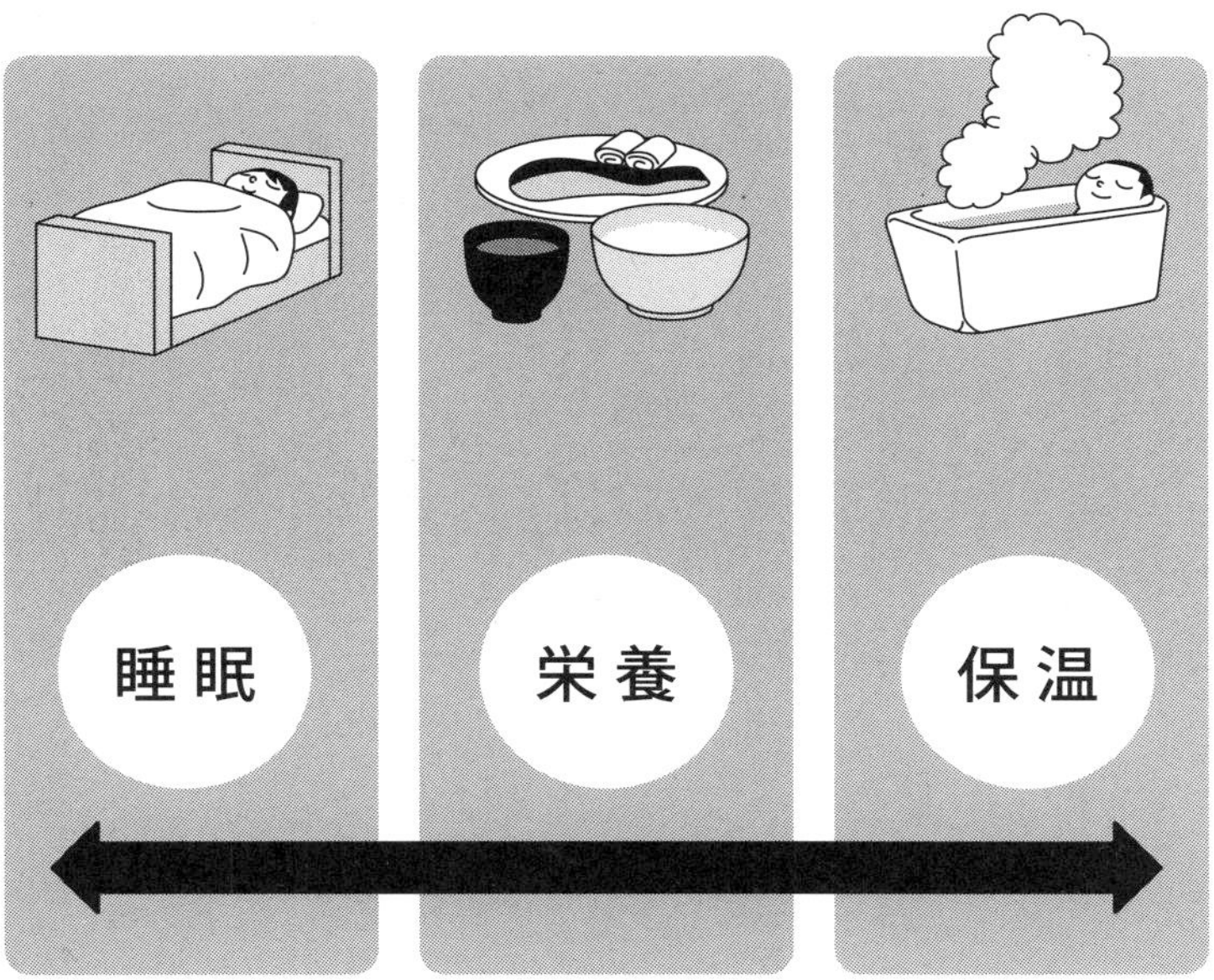

睡眠　栄養　保温

図14　生体防御能（自然免疫、獲得免疫）の活性化

度な運動も有効になります。運動をすることにより身体が温まり、食欲がわき、眠りの質も高まるからです。これにより、前述したエネルギーをつくり出すミトコンドリア（41ページ**図5**参照）も増加します。

図15には心と身体をつなぐ、自律神経の関係を図示しました。交感神経が活性化すると顆粒球が増加し、副交感神経が活性化するとリンパ球が増加します。交

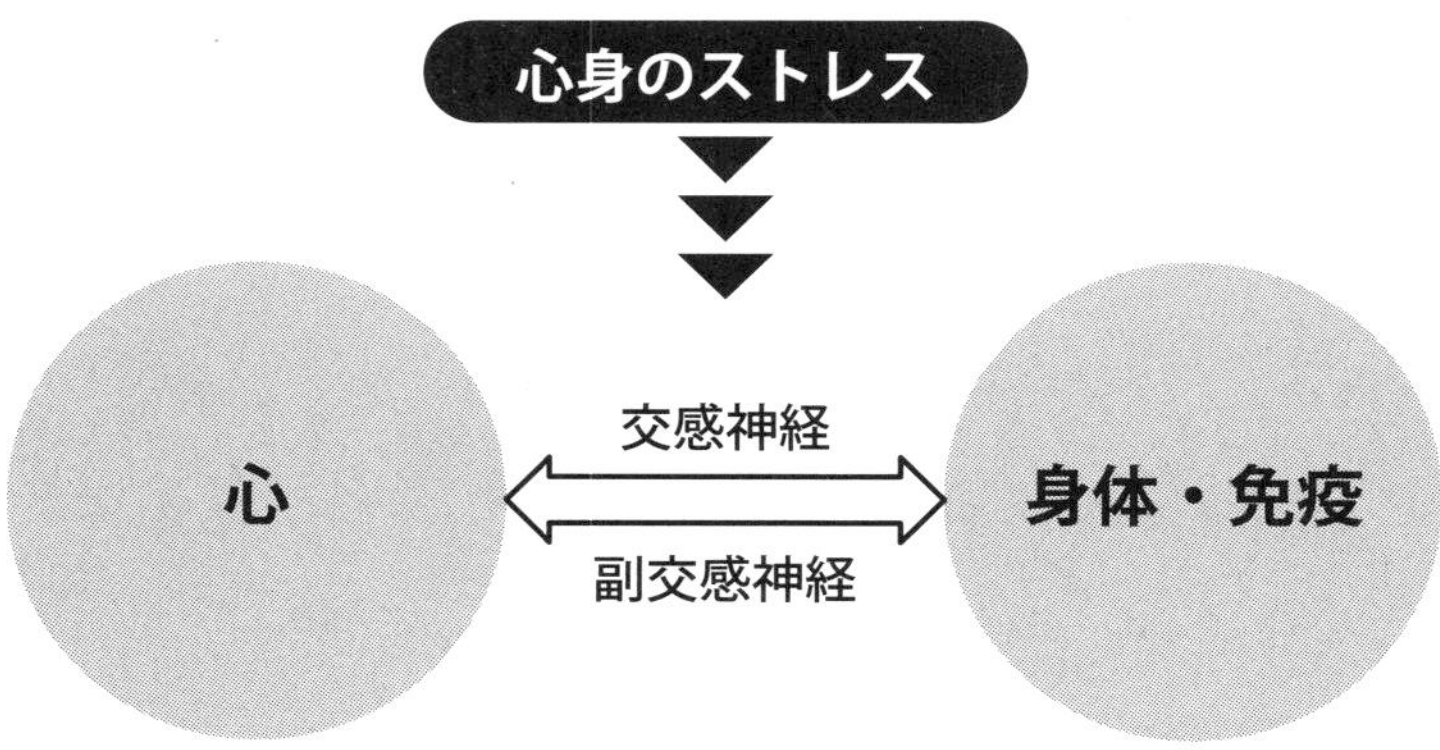

図 15　心と身体をつなぐのが自律神経

感神経と副交感神経は、通常、拮抗関係にあり、シーソーのように交互に活性化して、身体に働きかけています。

　顆粒球の数が増えすぎると外敵と闘うだけでなく、身体の中に共生している常在細菌とも闘い始めてしまいます。だからこそ、心の安定、すなわち、自律神経の安定が免疫細胞のバランス、そして身体の調和を保つために重要になってくるのです。

天然痘のワクチンを発見したジェンナー

獲得免疫の話に入る前に、第1章（22ページ）で紹介したジェンナーについて再び触れておきたいと思います。イギリスの医師ジェンナーは、産業革命進行中の１７４９年にイギリスで生まれ、免疫による予防に貢献しました。

当時は天然痘が人々を苦しめていたわけですが、１７９８年、ジェンナーは予防法を記した「牛痘の原因と効果の調査」という人体実験に関する報告書を提出します。

以前から、牛にも牛痘というヒトの天然痘によく似た病気があり、乳搾りをする人に牛痘が感染し、手や腕に、水痘ができることがあったのです。

彼の故郷では「この病気に一度罹るとそれからは罹りにくい」という言い伝えがありました。ジェンナーはこれを確かめるために、人体実験を行います。

まず、牛痘に罹った婦人の手の水疱から液をとり、それを8歳の少年の腕に接種して症状の軽い牛痘を発症させます。

今度は2ヵ月後にヒトの天然痘を少年に接種したところ、実験はみごとに成功し、少年は天然痘には罹らずに済んだのです。これが人類初のワクチンの発見です。

このジェンナーの種痘という功績に対しても、当時は一般市民の間で激しい反対がありましたが、それから約200年後の1980年には、人類が紀元前から苦しんできた天然痘を根絶することができたのです。

前述したメアリー・ウォートリー・モンタギューの功績も忘れてはいけません。こうした先人の功績により、ワクチン接種による抗体産生という獲得免疫を用いた、感染症予防の道が開かれたのです。

「獲得免疫」は連携プレーで異物の侵入に対応する

さて、本題に戻りたいと思います。図16で分かるように、獲得免疫を担う細胞群は、連携プレーで細菌やウイルスといった異物の侵入に対応しています。

樹状細胞（抗原の侵入にあって司令官のような役割を果たす）やマクロファージが異物を捕らえ貪食すると、その異物を認識する物質（抗原）を提示し、ヘルパーT細胞に情報を伝えます。

ヘルパーT細胞は、抗原を認識する抗体をつくれとB細胞に指令を出します。そして、B細胞は指令に応えるための抗体をつくり出すのです。

連携プレーでつくられた抗体は異物に対して的確に攻撃する能力を備えます。これが「獲得免疫」になるのです。獲得免疫には体液性免疫と細胞性免疫があります。獲得免疫はたいへんに強力なのですが、つくられるまでに数日以上を要するという弱点があります。

この弱点を補うのが前述した「自然免疫」です。なお、キラーT細胞は病原体が感染した細胞を殺す役割を担います。感染細胞は、ウイルスなどの病原体を複製することができなくなり、感染の拡大を抑えることになるのです。

なお、抗体は免疫グロブリン（immunoglobulin:Ig）というY字型のタンパク質からなります。免疫グロブリンには可変部と呼ばれる、抗体ごとに構造の異なる部位があり、この部分で抗原と特異的に結合するのです。

可変部の構造は多様であり、無数に存在する異物に対応できるようになっています。京都大学名誉博士の利根川進氏は、こうした抗体の多様性が生み出されるしくみを分子レベルで明らかにし、１９８７年にノーベル生理学・医学賞を受賞しました。

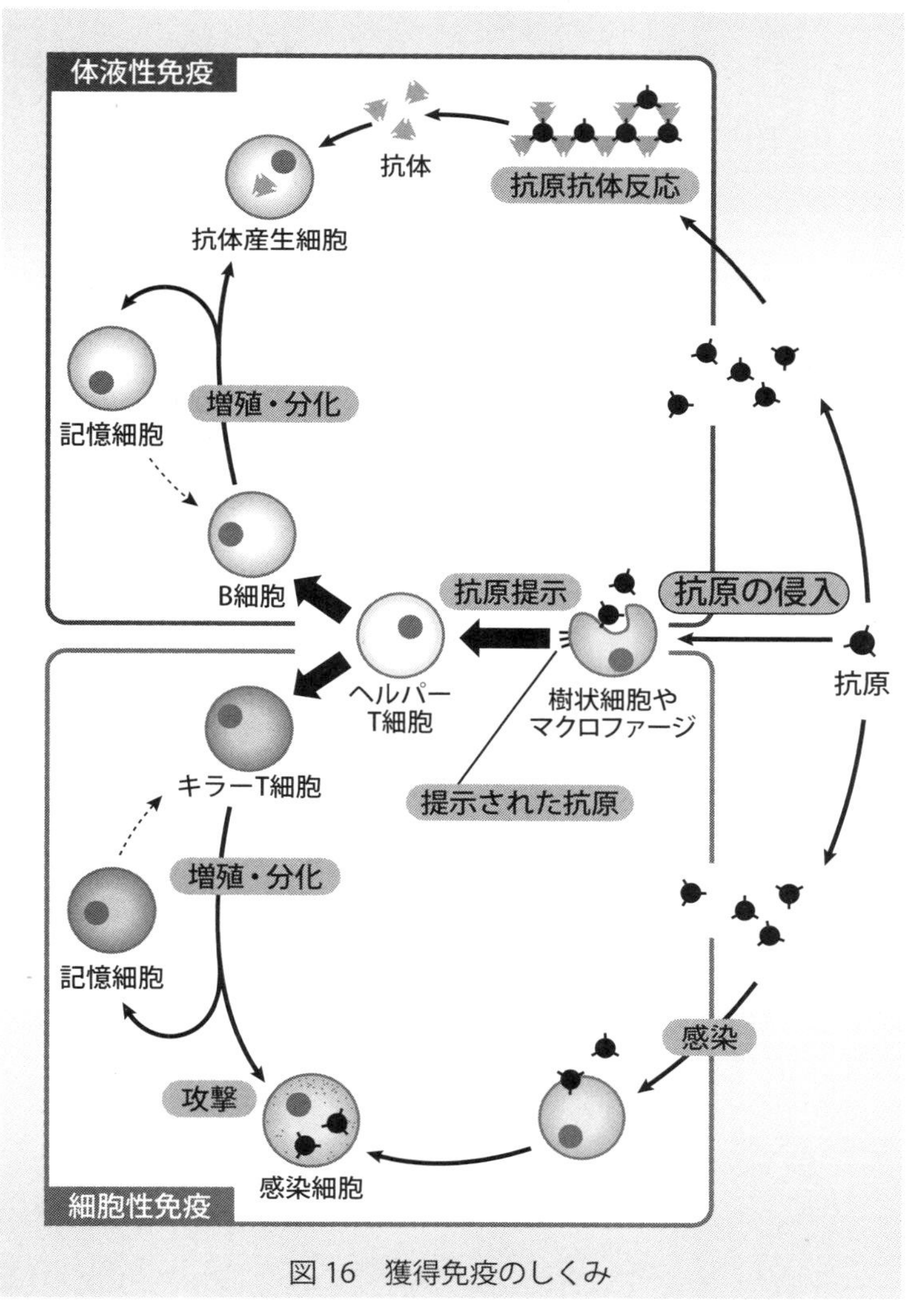

図 16　獲得免疫のしくみ

病原体を攻撃する抗体「γ-グロブリン」

次に、免疫グロブリンについてです。免疫グロブリンは、脊椎動物の血液や体液中にあって抗体としての機能と構造をもつタンパク質の総称で、細菌やウイルスなどの特定の抗原を特異的に認識・結合し、その破壊を助けるといった免疫応答における重要な役割を果たしています。

血清γ-グロブリンのほとんどがこれで、2本のH鎖（重鎖）と2本のL鎖（軽鎖）からなる共通の基本構造をもっています。重鎖の種類からIgGおよびIgA, IgM, IgD, IgEの5クラスに分類されます。

免疫グロブリンの異常低値は、幼少期より易感染（細菌などに感染しやすくなること）を繰り返す先天的な免疫グロブリン産生不全と他疾患に続発することがあります。また、薬剤や放射線照射は後天的に免疫グロブリン産生を障害することも知られています。

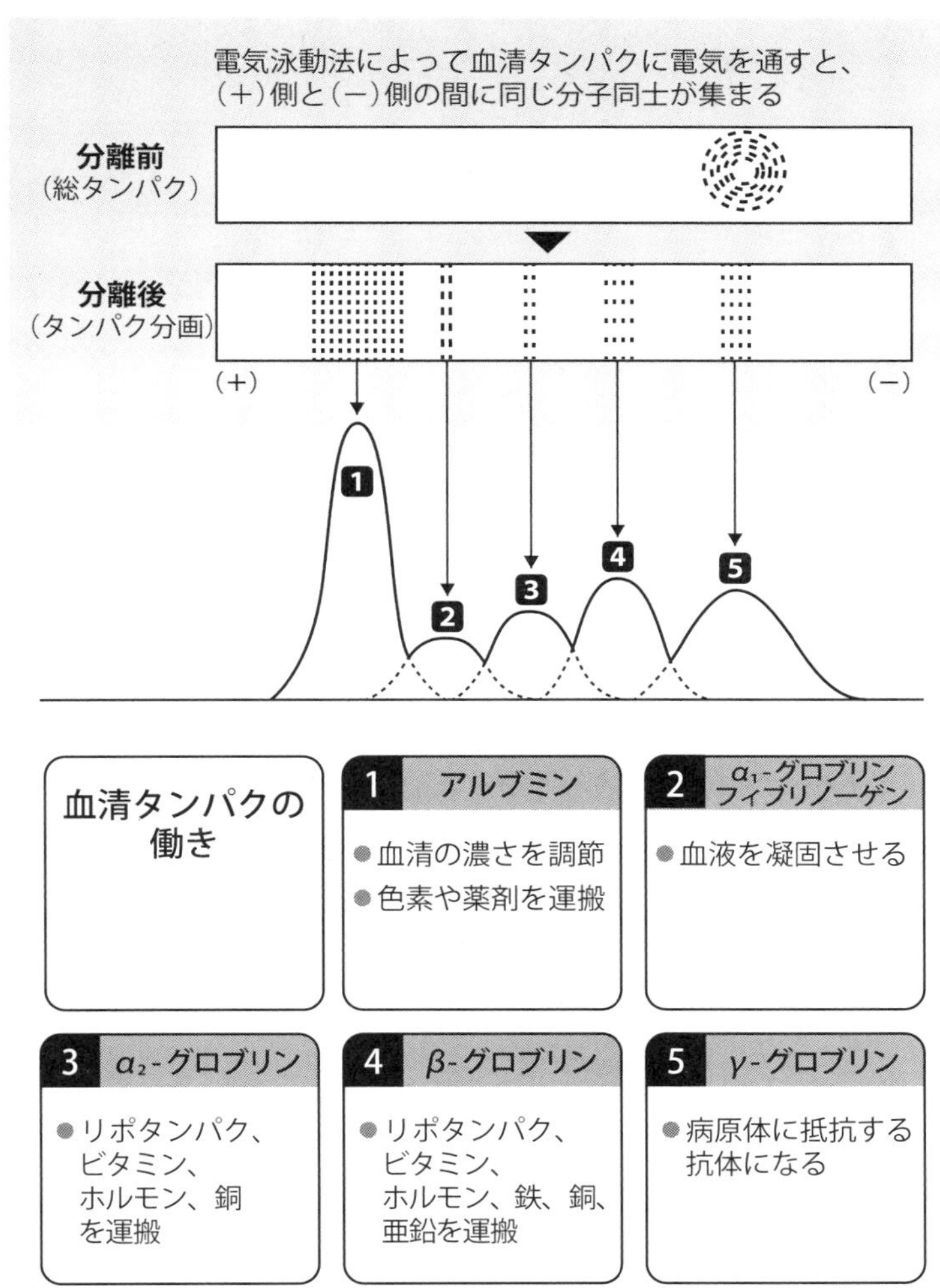

図 17　血清タンパクの種類（分画）とその働き

この免疫グロブリン量を測定するには一般的に電気泳動法が用いられますが、この方法について、**図17**を参考に説明します。

血液成分から細胞などの固形成分を除いたものが血清です。この血清を試料として電気泳動を行うと移動度の違いにより5分画に分けることができます。

陽極側から順にアルブミン、α_1-グロブリン、α_2-グロブリン、β-グロブリン、そしてγ-グロブリンとなります。病原体を攻撃する抗体はいちばん移動が遅い位置に分画されます。このピークの面積を測ることによってγ-グロブリンの量を知ることができるのです。

また、この5分画が得られる電気泳動では、約２００の病気の診断推定が可能となるため臨床的（診療・治療）に応用されています。

微生物だらけの環境で生きられるのは抗体のおかげ

話題は変わりますが、細菌、寄生虫などの要因を制御するために無菌のアイソレータ内で飼育される無菌ラットなどの無菌動物は、哺乳類では妊娠末期の母獣の帝王切開で作出されます。子宮内は一般的に無菌状態であるためです。

ヒトの場合は、誕生と同時に微生物のあふれる世界に放り出されるわけですが、母親からの移行抗体があるために、微生物群の侵入を阻止できるのです。ただし、それは期限つきで、１年経てば自力で抗体をつくらなければならなくなります。

ちなみに無菌動物は、盲腸の容積が大きく、寿命が長いなどの特徴があります。微生物がいる腸壁では指状突起が長く伸びて表面積が大きく、微生物がいない腸壁では表面積が小さくなります。

このため無菌マウスでは通常のマウスに比べて同じエネルギーを得るためには30％多く食物を摂取しなければなりません。このような無菌動物をアイソレータから外に出すとどうなるでしょう。環境中の種々の微生物に侵入されて、生きていくことができないのです。

ここで申し上げたいことは、私たちは、微生物だらけの環境の中でも健康に生きています。それは、免疫能というすばらしい生体防御機構をもっているからなのです。

免疫細胞の種類とその働きについて**表6**に示しました。先ほど自然免疫、獲得免疫について説明しましたので、整理する意味で活用いただければ幸いです。

余談になりますが、ある日、近隣に住む小学校3年と1年の兄妹が家の周りで遊んでいました。何の遊びかときくと細胞ごっこというのです。僕はマクロファージ、私は好中球と役割を決めて、コロナウイルスをやっつけるのです。

表6　免疫細胞の種類と特徴

名称１	名称２	参考基準値（%）	特徴
単球	マクロファージ（成熟）	3-9	体内の掃除（貪食）、抗原提示
肥満細胞		―	結合組織、粘膜、感染防御、アレルギー、アナフィラキシーに関与
樹状細胞		―	皮膚、鼻、肺、胃、腸に存在。T細胞に抗原提示
顆粒球		54-65	
	好中球	40-60	細菌、ウイルスから生体を守る働き。感染症、炎症等で増加
	好塩基球＆好酸球	0-1&1-5	好中球と類縁。アレルギーと関連。喘息、寄生虫症、じんましん等で増加
リンパ球		35-41	異物から生体を守る働き、細菌、ウイルス感染症で増加
	ナチュラルキラー細胞	―	腫瘍細胞、ウイルス感染細胞を攻撃、破壊
	T細胞（ヘルパーT細胞）	―	自然免疫と獲得免疫を調節
	T細胞（キラーT細胞）	―	侵入物を攻撃、抗原提示細胞
	B細胞	―	抗体（免疫グロブリン）は侵入した病原体に妨害作用、中和

遊んでいる子供たちに細胞のことをきくと、じつによく知っており、名称のみならず働きまで正確に覚えているのです。子供たちが知識を得た情報源は、漫画『はたらく細胞』（清水茜／シリウスＫＣ）です。

この漫画は、「肺炎球菌」「スギ花粉症」「インフルエンザ」「すり傷」と次々に出てくる世界（身体）を襲う脅威に対して、白血球、赤血球、血小板、Ｂ細胞、Ｔ細胞といった細胞の働きを通して、身体の中でどんな攻防が繰り広げられているかを描いた「細胞擬人化漫画」です。

新型コロナウイルスをただ恐れるのではなく、感染症を正しく理解をしながら、そこに向き合う子供たちのたくましさを思い知った瞬間でした。

「笑い」は獲得免疫を活性化させる

次に「笑い」の効能を考えてみたいと思います。脳科学者の茂木健一郎氏は著書『笑う脳』（アスキー新書）で次のように述べています。

〈ひとことで笑いと言っても、その発生も現象も多様である。
　生まれたばかりの新生児が眠っているときに浮かべる、感情をともなわない本能的な微笑みから、お腹いっぱいになって満たされたときの微笑み。好意を持っているひとと目を合わせることでこみ上げてくる微笑み、そしてその微笑みを返す社会的行為としての笑い。喜びの感情の放出としての笑い、そして巧みな話芸や筋立てにおもしろみを発見する高度で知性的な笑い……〉

〈笑いは……生命を明るく、活性化させる方向なんです。（中略）やりきれなくて凝り固まったものが、笑うと動き出すんですよね。笑うことで生のダイナミクスが得られるんですよ〉

〈笑いは、わたしたちにとって何気ない日常的な所作であっても、じつは、まだまだ深い謎に包まれている。簡単には解明できないというこの事実だけをとってみても、笑いというテーマが、人間の脳の複雑さと奥深さ、しいては重大なる命題を示しているともいえないだろうか〉また、〈感染に対する肉体の自衛には体液性免疫とリンパ球自身が抗原を攻撃する細胞性免疫の二つの免疫機能が大きな役割を果たすが、それらの機構自体が精神状態の影響を受ける〉と、『笑いと治癒力』（ノーマン・カズンズ／岩波現代文庫）の中で、米国の微生物学者ルネ・デュボスが語っています。

その実例としてはツベルクリン反応を例に挙げています。著名なイギリスの免疫学者が、患者に催眠術をかけると陽性反応が消えてしまうということの確証を示した実験です。

この反応は獲得免疫の反応によるものであるので、患者の精神状態が、免疫反応を含む一切の病理的作用の進行に影響を及ぼすと信じて差し支えがないと語っているのです。精神状態に含まれる作用の一つが笑いであり、すなわち、笑いの有効性が認められるのです。[*9]

がんを例に挙げれば、笑いによる脳への刺激が免疫機能を活性化するホルモンの分泌を促し、通称「殺し屋」の異名をもつＮＫ細胞が活性化することが分かっています（105ページ表6参照）。

ＮＫ細胞は体内をパトロールし、がん細胞を見つけると殺す役割を担います。つまり「笑う」ことは「がんになりにくくする」ことにつながるのです。

周囲を笑顔にする「励まし」や、困難に直面して「笑みを絶やさず前向きに生きよう」という生き方にも、免疫力を高める同様の効果があるのです。

第4章

祈りと励ましが感染症を防ぐ

微生物が抗生物質に対する耐性を獲得する

感染症の原因となる微生物に変化が起きています。天然痘ワクチンは、天然痘ウイルスを地球上から消滅させるという大きな成果を上げました。同じような計画が、ポリオウイルスについても展開されています。天然痘、ポリオはいずれもウイルスであり、生きた細胞のみに感染し生存することができます。自分で栄養をとったり、自ら代謝をしたりして生きることができない微生物です。

しかも幸運なことに、この二つの感染症の標的はヒト細胞だけなのです。つまり、すべての人間がワクチン接種を受け、これらのウイルスに非感受性になることで、理論上は地球上から根絶可能な微生物ということです。

しかし、微生物を殺すのではなくワクチンのように排除するだけであっても、これに抵抗する微生物側の姿が見え隠れします。ウイルスのような微生物も、着々と変異を繰り返し、ワクチンの防衛力をすり抜けてしまう例が見られるからです。

たとえば、インフルエンザウイルスを考えてみましょう。インフルエンザに対するワクチンを開発しても、次々とウイルスが変異を繰り返し、ワクチンを無効にさせることはよく知られています。

ワクチンも、ましてや抗菌薬も、病原微生物による病気の予防や治療には万全でないということになると、人類は今後、病原微生物にどう対処していけばよいのでしょうか。

人類は幸いにして今日まで、とてつもなく強力な病原微生物とは遭遇しませんでした。これはまったくの偶然の幸運としかいいようがありません。ペストや天然痘は確かに人類の存亡に関わると思われる大流行でしたが、人類はなんとか生き延びることができました。

人類と「ミクロの生物」との歴史を見ると、ある時期はミクロ軍団が優勢に立ち、またある時期は人類が優位に立つ、ということを繰り返してきたのです。

知恵ある人間が、必ずしも圧倒的に勝利に向かって邁進してきたとはいえません。

むしろミクロ軍団の逆襲に遭い、人間はその対応策に四苦八苦しているのが現状です。この状態をどう乗り越えればよいのでしょうか。

人間は病原菌に対する強力な助っ人である抗生物質を手にしました。まさにこれは「魔法の弾丸」ならぬ「魔法の弾薬」で、医者が用いる薬剤のうちでもっとも切れ味の鋭いものです。

そして新しい抗生物質を次から次へと開発して、臨床の場に投入することで、死を待つしかなかった多くの感染症患者を救うことができました。それは紛れもない事実です。

しかしながら、今は耐性菌が多く出現しています。化膿性疾患の原因菌として知られている黄色ブドウ球菌を一例として挙げてみたいと思います。[*10]

多量の抗菌薬の使用が耐性菌を出現させた

肺炎、敗血症などを起こし、人々を古くから苦しめてきた黄色ブドウ球菌ですが、ペニシリンが特効薬として作用します。したがって、第2次世界大戦後にペニシリンを手にした人類は、黄色ブドウ球菌による感染症に勝利したと錯覚しました。

ところが、人々が手にした化学療法剤に対して、耐性を獲得した多剤耐性菌が次々に出現してきたのです。さらに悪いことに、耐性菌の獲得のしくみが微生物間で遺伝子を交換することだと分かってきました。

多量の抗菌薬の使用が、耐性菌を出現させてしまったのです。抗生物質であるメチシリン耐性黄色ブドウ球菌の出現は、人類に警告を発しているように思えてならないのです。

一方、ウイルスは細菌に比べると大きさも10分の1程度で構造もシンプルです。特に新型コロナウイルスのようなＲＮＡウイルスは、変異が起こりやすいのです。

２００２年に出現したＳＡＲＳコロナウイルスから20年も経っていないことを考えると、これからも新型のウイルスが出現する可能性は否定できません。また、森林伐採などによる自然破壊、経済活動を優先することによる地球温暖化などは眠っていた子供を起こすような行為にほかなりません。

それでは人類は病原体からの侵襲にどう立ち向かえばよいのでしょうか。[*10]

病原体を殺さず「共生」するという発想

前述したように細菌、ウイルスは私たち人類よりもこの地球上では先住者であり、５００を超える化学療法剤が開発され、今日まで実用化されてきましたが、薬の効かない「スーパー耐性菌（多剤耐性菌）」が次々と出現しているのが現状なのです。

環境適応力の優れた細菌、ウイルスは、人類が特効薬として開発した薬剤に対する耐性をいとも簡単に獲得することができます。こうした状況の中、病原菌、ウイルスに対する「新たな発想」が求められていると思うのです。注目されるのは病原体を殺すのではなく「共生」するという考え方です。人間は、皮膚はもちろん、腸管や気道、口腔内などに無数の微生物を保有しています。また、私たちの身体を構成する細胞には細菌の残像と思われる**図5**（41ページ）で示したミトコンドリアが組み込まれています。つまり共生しているのです。

これらのことを考えると、人間はひょっとして病原微生物と共生が可能なのかもしれません。

ところで、「病原細菌」と、私たちの身体にいる「常在細菌」とは、どこが違うのでしょうか。それは病原因子（毒素）をもっているかどうかの違いです。病原菌であっても、病原因子を除けば、人体に危害を及ぼさない常在細菌と同じになるのです。

では具体的にどうすればいいのでしょうか。まだ「共存」や「共生」についての学問は未熟であり、十分に説明することができませんが、方向性を示すことなら可能です。

たとえば、病原細菌を殺す抗菌薬ではなく、菌が病原因子をつくれなくするような薬が考えられないでしょうか。一例として、最近のがん治療の進展に、そのヒントを見ることができます。

人類の強敵であるがんの制圧はまさに医学界の夢です。これまで膨大な投資が行われ、多数の研究者ががん細胞を敵として、その細胞を殺すために、さまざまな抗がん剤の開発に挑んできました。しかし、多くは「がん細胞は殺せたが、その前に患者が亡くなった」という結果だったのです。

その後、がんは遺伝子（発がん遺伝子や発がん抑制遺伝子）の変異で起こることが分かり、最近では正常な遺伝子をがん細胞に導入することでがん細胞を正常化させる「遺伝子治療」が注目されています。

がん細胞に穏やかに引き取ってもらおうという考え方で、がん細胞との共生を目指すことになります。

病原細菌と非病原細菌の大きな違いは、病原因子をつくるか否か（つまり、病原遺伝子をもつか否か）という点にあることを考えると、がん制御と類似したアプローチも考えられます。

病原細菌は複数の病原遺伝子を用意して、きわめて巧みに無駄なく調節された病原因子を場面に応じて産生し、感染症という病気を引き起こしますが、幸いこれらの複数の病原因子は、一種類の「調節遺伝子」にコントロールされていることが多いのです。

「共生」こそ時代のキーワード

次に紹介するのは、科学誌『サイエンス』に発表された報告です。例として黄色ブドウ球菌を挙げてみたいと思います。黄色ブドウ球菌はＲＡＰ（ＲＮＡⅢ Activating Protein）によって病原因子の産生が調節されています。

このRAPの一部分であるRIPと名付けられたペプチドが本来のRAPの作用を阻害できたというのです。このことから、このRIPペプチドを用いることで、黄色ブドウ球菌感染症のコントロールができたことになります。まだ動物実験の段階ですが、期待のもてる感染症の制御法の一つです。細菌を殺すのではなく、おとなしく（非病原化）させるものであり、共存への一つのアプローチといえます。[*10]

また、日本細菌学会では、「細菌毒素に結合する中和ペプチドのデザインとその効果」というセミナーが開催されたことがありました。

私も「食中毒起因菌の産生する溶血毒素の中和」というテーマで報告させていただきました。報告の内容は生活に身近なカテキンを用いた毒素中和法ですが、レンサ球菌、ブドウ球菌、リステリア菌、コレラ菌の産生する毒素を中和することに成功しました。いずれも「共生」の可能性に関する病原因子を除くための研究にあたります。[*5]

人類は、お腹の中を見ても、大腸菌、ビフィズス菌、腸球菌、クロストリジウム菌（嫌気性菌）など、1000種類500兆個の常在細菌と共存しており、これらの細菌がいなければ生存することはできません。

これからは「共生」を時代のキーワードと捉え、「ヒトと病原菌との共生」の可能性を追求することが人類の課題になるのではないでしょうか。

新型コロナウイルスに関しても、人が感染しても肺炎を起こす前に、早めに体外に出せるような薬剤の開発が望まれます。それは、新型コロナウイルスの結合部位が主に肺胞であるので、より親和性の高い組成をもつ薬剤があれば、薬剤と共に排出されて、酸素の供給などのガス交換の妨げになりません。

具体化するためには多くの課題が残ると思いますが、たいせつな方向性の一つだと思います。

「利他」「共助」の哲学が感染症を防ぐ

人類の歴史は感染症との闘いの連続でした。第1章でも触れましたが、歴史的に見ると感染症が起こったときには不思議と人と人の争い（戦争など）、人心の荒廃がありました。ここに、ひとつの感染症を考える鍵があると思います。

ここでもう一度、鎌倉時代に活躍した日蓮大聖人の「立正安国論」を確認したいと思います。「立正安国論」の結論である〈汝須く一身の安堵を思わば先ず四表の静謐を禱らん者か〉こそが感染症対策の要諦との教えです。

個人においても、国においても、この静謐（平和）を祈ることである。しかし、すべてに優先して「人間の尊厳」を守りぬく哲学がないことにはこの祈りにはつながらないのではないでしょうか。

また、「利他の精神」「共助の精神」は深い哲学がないと持続できません。なぜ他人を敬うのか。人を敬うことがなぜたいせつなのか。それには「生命尊厳の哲学」が分からないと表面的な理解に留まってしまうのです。

この利他の精神が当たり前になる社会を築くことこそ殺伐とした、人々を荒廃へと追いやる時代の流れを食い止めると同時に、感染症を防ぐ根本の考え方になると思うのです。

ＤＮＡと「妙の三義」

実は、細胞に含まれる遺伝子解読に関して、こんな話題があります。

遺伝子研究でこれまで「有用」（トレジャーＤＮＡ）とされていたのはたったの２％。残りの98％は何の働きもしない「ゴミ」（ジャンクＤＮＡ）といわれてきました。

ところが急速な技術の進歩で未知の領域の解読が進んだ結果、ゴミといわれていた中に「病気から身体を守る特殊なＤＮＡ」や「私たちの個性や体質を決める情報」などがあることが、次々と明らかになってきました。

そこには健康長寿を実現したり、誰もが潜在的な能力を発揮するヒントがちりばめられているのです。

日蓮大聖人は、「法華経題目抄」で南無妙法蓮華経の「妙」の功力を「開の義」「具足・円満の義」「蘇生の義」の三義として説かれています（図18）。

この「妙の三義」に、現代の免疫学の知見を重ね合わせると、次のように展開できると考えます。[*11]

第一の「開の義」について、大聖人は〈妙と申す事は開と云う事なり〉（御書９４３ページ）と仰せです。これは法華経こそが諸経の蔵を開く鍵であることを明かされたものであり、ひいては妙法には人間をはじめ、あらゆる生命のもつ可能性を開いていく力があることを示された御文です。

生命には本質的に「開」という特性があります。

私たちの腸管内に住むクロストリジウム菌は、ウイルスなどの異物から身体を守る「免疫細胞」の機能をコントロールする役割を担っています。

図19に示しましたが、腸内に住む嫌気性菌であるクロストリジウム菌は食物繊維を食べ、酪酸を産生します。この酪酸が腸管膜を通過して、免疫細胞を分化させる場（パイエル板）に取り込まれると、周囲の免疫細胞に「落ち着いて」というメッセージを伝える制御性T細胞に変化することが分かって

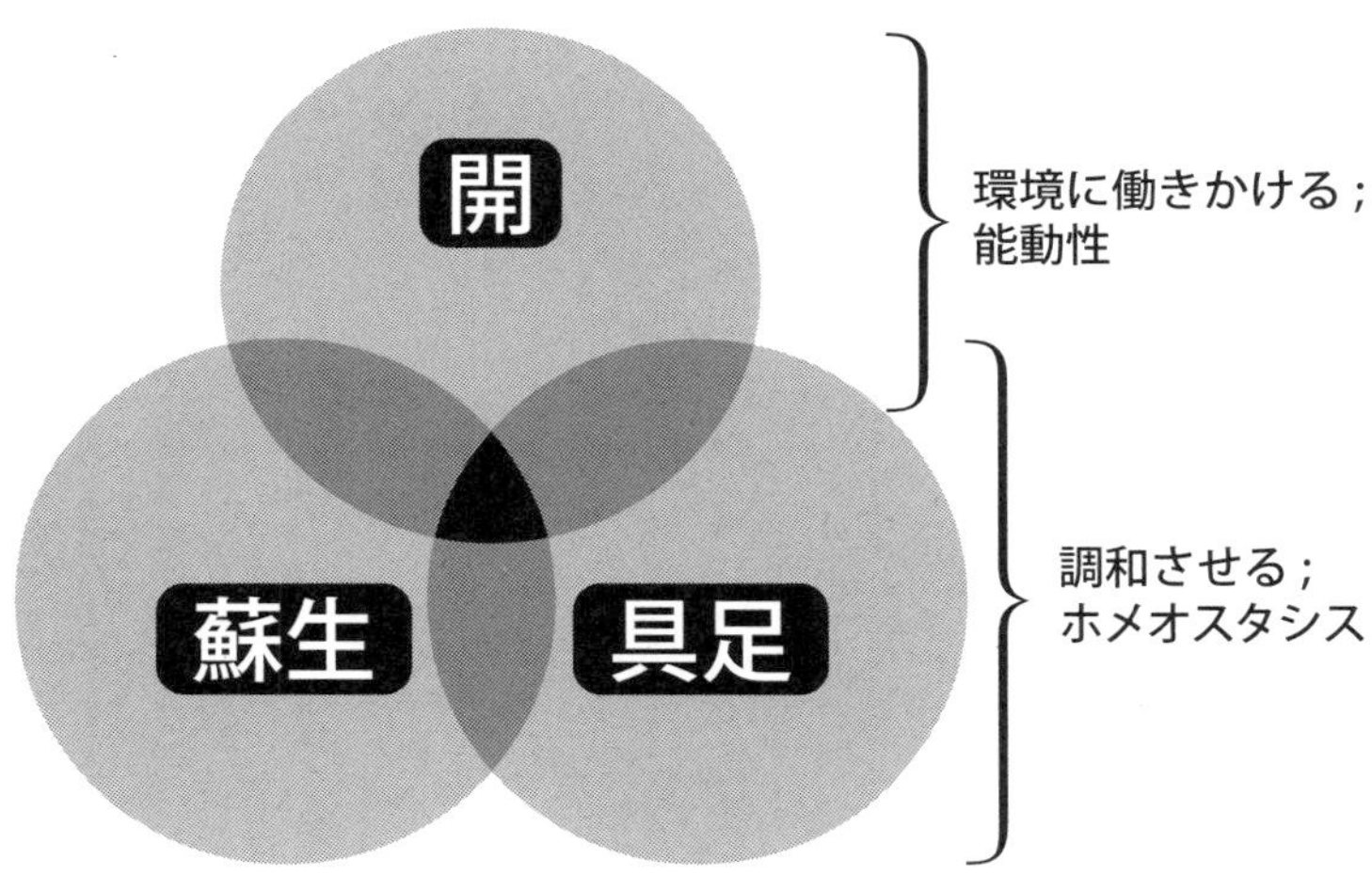

図18　生命活動を支え創造する力：妙

きました。

近年、患者数が増加しているアレルギー疾患や潰瘍性大腸炎などの難病は、何らかの影響で制御性T細胞が減少することから引き起こされると考えられています。

私たちの体内では細胞同士や細胞が集合した臓器間で、さまざまなメッセージが頻繁にやりとりされています。それは腸内細菌のクロストリジウム菌のような細菌と免疫細胞という「異種細胞」の間でも行われているのです。

そのメッセージに応じて、必要

な合成や変化を起こすからこそ、私たちの身体の調和は保たれます。逆に、病原因子などの影響で調和が乱れると病気になってしまうのです。

ここで大事なことは、そうしたメッセージをやりとりするために、一つひとつの細胞の膜はいつでもメッセージを受け取れるよう、ほかの細胞に対して「つねに開かれた状態」にあるということです。

いわば受信機のような役割はさまざまな免疫細胞にもあり、体内を循環(じゅんかん)する中で受けたメッセージに応じて、必要な合成や変化を起こしています。もし細胞が閉じた状態で、このようなダイナミックなメッセージのやりとりができなくなれば、私たちの生命は、満足に活動をすることができなくなってしまうのです。

この「開」という本質は、細胞核(かく)にあるＤＮＡにとっても同じです。なぜなら、細胞の中にメッセージ物質が取り込まれたとき、必要に応じて「眠っていたＤＮＡ」が発現するからです。

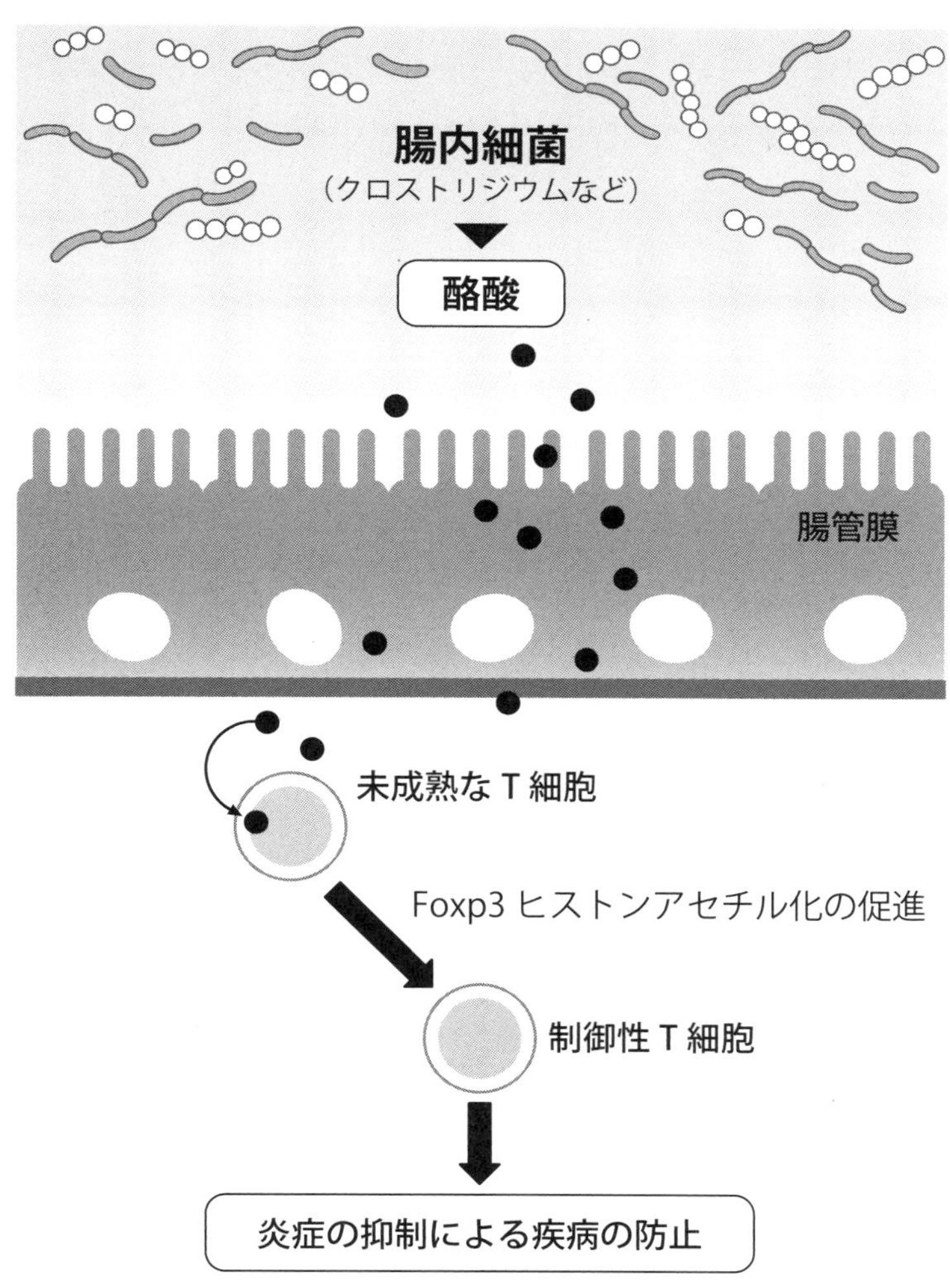

図 19　制御性T細胞の分化

生命の尊厳ゆえに相手を心から思いやれる

第二の「具足・円満の義」とは、妙法に一切の功徳が欠けることなく具わっていることを指します。

細胞レベルで考えると、全身の細胞一つひとつには、病気を治す力など、あらゆる可能性を秘めた遺伝子情報が潜在的に具わっていることを示しています。

第三の「蘇生の義」とは、妙法には万人に生きる活力を与え、みずみずしくよみがえらせる力があるということです。これは、一つひとつの細胞の中にある遺伝子の働きによって、細胞の代謝が始まっていくことを意味しています。

あとは、ＤＮＡスイッチと呼ばれる遺伝子によって、「眠っていたＤＮＡ」のスイッチを入れていくかどうかが重要になるのですが、興味深いのは、それぞれの分野で最先端の研究を重ねる創価学会の学術部員と語り合う中で、「祈りや励ましは、遺伝子に働きかける力をもつ」との指摘があることです。

祈りや励ましは生命力を豊かにする――。豊かになった生命力は、物質であ る細胞のＤＮＡにも働きかけ、遺伝子の発現、そして細胞の代謝が始まっていくのです。これが「蘇生」です。

「妙の三義」は、万人が有する生命の無限の可能性、生命の尊厳を示しています。この生命尊厳なるがゆえに、相手のことも心から思いやることができるのではないか。それが「利他の精神」「共助の精神」に結びつくのではないでしょうか。

祈りと励ましこそが感染症に打ち勝つ秘訣

日蓮大聖人の一門は、自然災害、食糧難、さらに疫病の流行などが打ち続く中、どのようにして勝ち越えていったのでしょうか。

大聖人は、「千日尼御前御返事」の中で、〈心は此の国に来れり、仏に成る道も此くの如し、我等は穢土に候へども心は霊山に住べし、御面を見てはなにかせん心こそ大切に候へ〉（通解：心はこの国に来ています。仏になる道も、これと同様です。私たちはけがれた国土におりますが、心は霊山浄土に住んでいるのです。お会いしたからといって、どうなりましょう。心こそ大切です／御書１３１６ページ）と仰せです。

このお手紙は、１２７８年（弘安元年）閏10月19日、身延におられた日蓮大聖人が、佐渡の門下である千日尼に送られたお手紙です。

千日尼は、大聖人が佐渡に流罪されたときに、夫の阿仏房と共に大聖人を命懸けでお守りした純真な女性門下です。阿仏房は大聖人が身延に入山された以降も、何度もご供養を携えて、はるばる身延を訪ねており、大聖人は、そのたびに夫を送り出して留守を守る千日尼を思いやり、お手紙を託されていたのです。

池田大作先生は、２０２０年４月20日付「聖教新聞」の随筆「『人間革命』

光あれ」の中で、この御文を引用され、次のように語られました。

〈大聖人は会えない門下にも、文字の力で、まさに顔を合わせた対話と同じように激励され、心を通わせておられたのだ。

　戸田先生は力を込めて言われた。

「大聖人は、お手紙を書いて書いて書き抜かれて、一人ひとりを励まし続けられた。だから、どんな人生と社会の試練にも、皆、負けなかった」〉

　現代は交通手段などが発達したこともあり、新型コロナウイルスの広がりは、従来の感染症と比べて格段に速くなりました。

　しかし一方で、インターネットの普及により、メールやＳＮＳなどを使って、瞬時に励ましを送ったり、動画などを見て語り合うこともできる時代になりました。どこにいても、距離の壁を越えて希望を送れる時代になったのです。

　感染症と闘ってきた人類の歴史を踏まえれば、これからも、新種のウイルスが人類に脅威を与えるかもしれません。だからこそ励ましを通して「利他」「共助」の心を広げ、祈りによって自らの生命を強くする信仰こそが、社会の希望の光になっていかなければならないとの思いを強くしています。

感染症の拡大に仏法は常に「応戦」してきた

感染症の拡大という「挑戦」に対して、仏法は常に「応戦」してきました。6世紀後半に日本に伝わった仏教ですが、737年に藤原氏の四子も病死した天然痘の大流行をきっかけに、仏教の教えにより国土の平安をはかろうとする思想が強まりました。全国に国分寺と大仏造営の計画が進められたわけですが、東大寺の大仏は752年に完成しました。

第1章で述べたとおり、多くの感染症が大流行した鎌倉時代には、新たな仏教が興り、なかでも日蓮大聖人は、「立正安国論」に見られるように、万人の苦悩を根本から解決する方途を訴えています。

さらには、20世紀初頭、スペイン風邪（インフルエンザ）の大流行（１９１８年）後に創立（１９３０年11月）された創価学会の使命は大きいと思います。

そして、21世紀初頭から始まったＳＡＲＳ、ＭＥＲＳの大流行、さらにはこのたびの新型コロナウイルス感染症のパンデミックです。この挑戦に対して、ＳＧＩ（創価学会インタナショナル）の１９２ヵ国・地域の連帯は、人類の英知を結集し、新たな価値創造を生む応戦を始めています。

日蓮大聖人は「大悪大善御書」で〈大事には小瑞なし、大悪をこ（起）れば大善きたる〉（通解：大きな出来事の起こる前には小さな瑞相はない。大悪起これば大善が来るのである／御書１３００ページ）と仰せです。新型コロナウイルスによるパンデミックを勝ち越えたとき、人類の未来が大きく開けると確信していきたいところです。

さらに池田先生の言葉を紹介したいと思います。

〈「祈り」――それは、我が生命のギアを大宇宙の回転に噛み合わせる挑

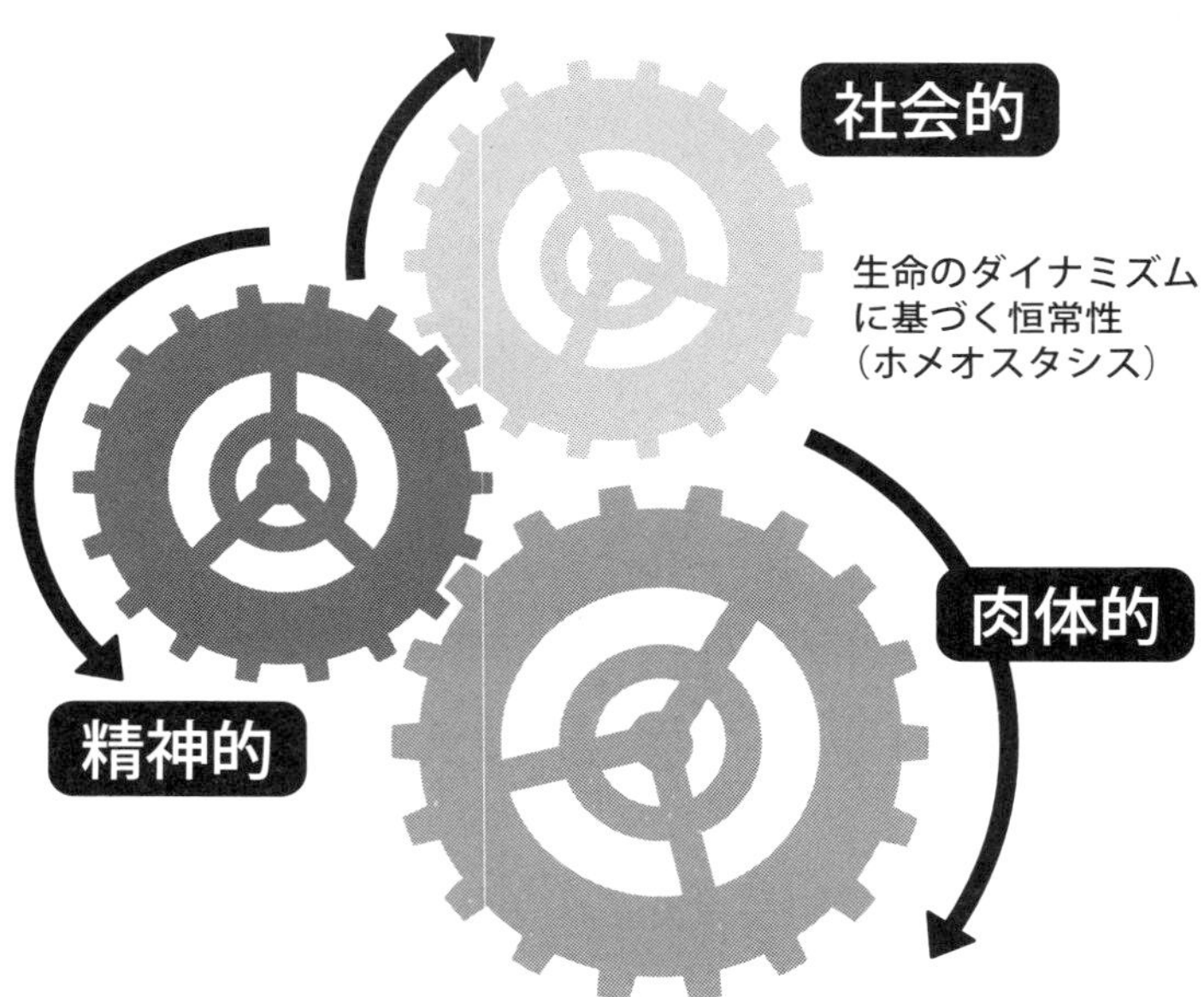

図20　健康と調和（WHO憲章）

戦だ。宇宙に包まれていた自分が、宇宙を包み返し、全宇宙を味方にして、幸福へ幸福へと回転し始める逆転のドラマなのだ。

人間は人間——その人間の可能性の扉を次から次へと開いていく「鍵」が祈りなのである〉（地球紀行「我がふるさとは世界」第26回スコットランド）

ＷＨＯの憲章にも「健康とは、病気でないとか、弱っていないということではなく、肉体的にも、精神的にも、そして社会的にも、すべてが満たされた状態にあること」と定義されており、達成可能な最高水準の健康を享受（きょうじゅ）することが、すべての人間の基本的な権利の一つであるとうたっています。

この関係を**図20**に示しました。社会全体を一つに捉えた調和です。そこには生命のダイナミズムに基（もと）づく根本法の存在が必須（ひっす）と思われます。

私たちの身体は、生命誕生（たんじょう）のいにしえを彷彿（ほうふつ）させる嫌気性菌、ミトコンドリアを有し、50兆の細胞群から構成されています。

さらには、その10倍の細菌と共存もしています。まさに小宇宙です。「宇宙即（そく）我」、この小宇宙と全宇宙を貫（つらぬ）く根本の法こそ、「立正安国論」で「速（すみや）に帰せよ」と叫（さけ）ばれた「実乗（じつじょう）の一善（いちぜん）」（南無妙法蓮華経）なのです。それらの関係を**図21**に示しました。

生命の活性化で人の使命は限りなく大きくなる

私のライフワークとなったレンサ球菌の産生するストレプトリジンO（溶血毒素）は分子量64000のタンパク毒素です。第2章で述べたリス感染症でリスに出血性の肺炎を起こし、死に至らしめた病原因子・溶血毒素のことです。[*3、4]

図22に示すように、電子顕微鏡で観察した性状（性質と状態）の異なる2種類の毒素を写真Aと写真Bで示していますが、いずれの毒素も赤血球膜に円形の孔をあけ、赤血球を破壊しています（図中の矢印は無視。1nmは1μmの1000分の1）。

図23で示す赤血球の大きさは直径約8.5μmですが、酸素を運ぶたいせつな機能を備えています。ヒトは、好気的条件下で代謝を行うので、赤血球がないと生きていけません。

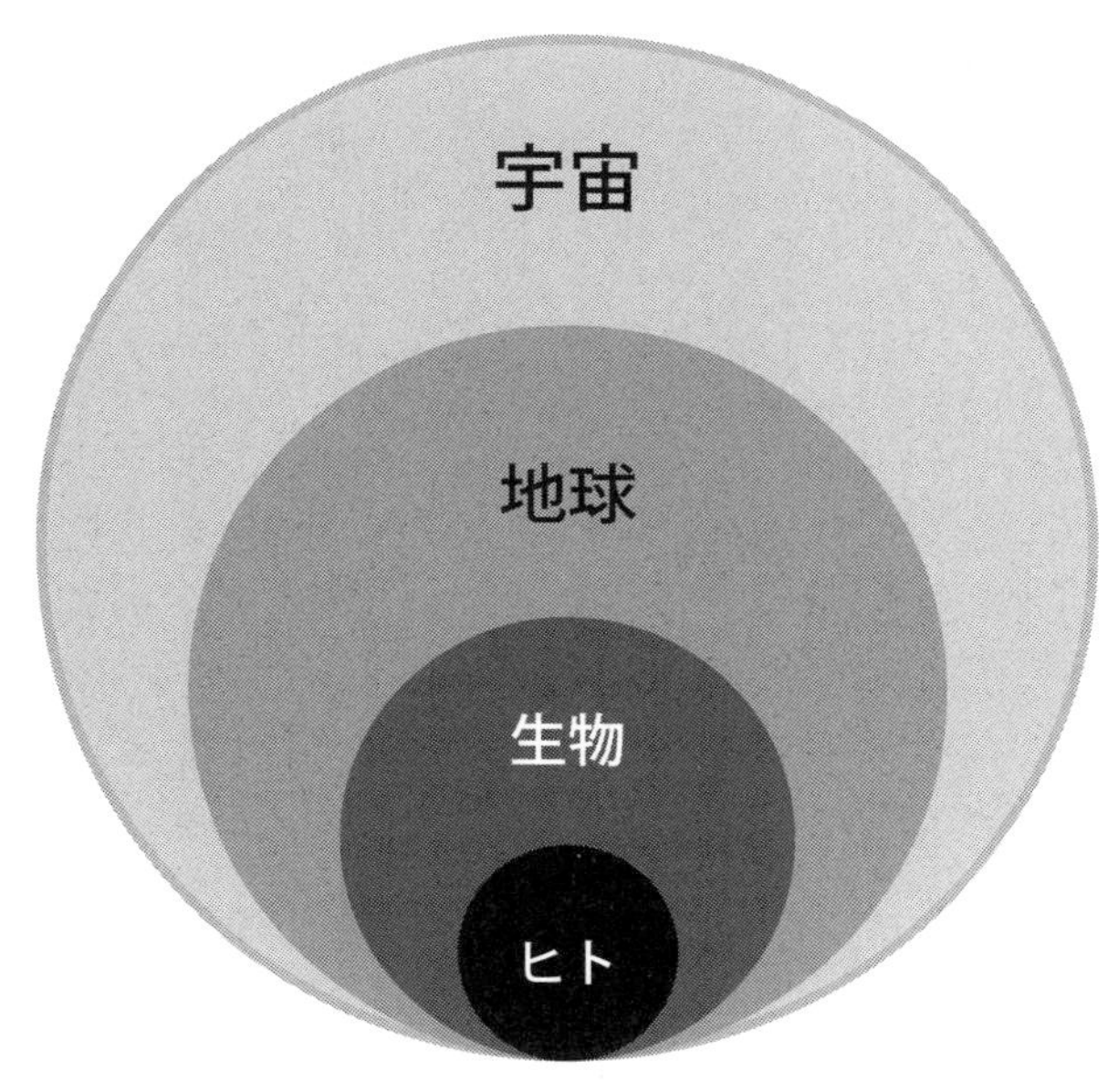

図21　宇宙・地球・生物（微生物）・ヒトを貫く根本の法

この赤血球に孔をあける毒素は、酸素の存在する中ではまったく働かないのですが、アミノ酸の一つであるシステインが存在すると、眠りから覚めたように突如として働き出すのです。

これらの毒素はチオール活性化毒素（ＳＨ基活性化毒素）で、システインを添加することによる毒素の活性化はアクチベーションと呼ばれています。

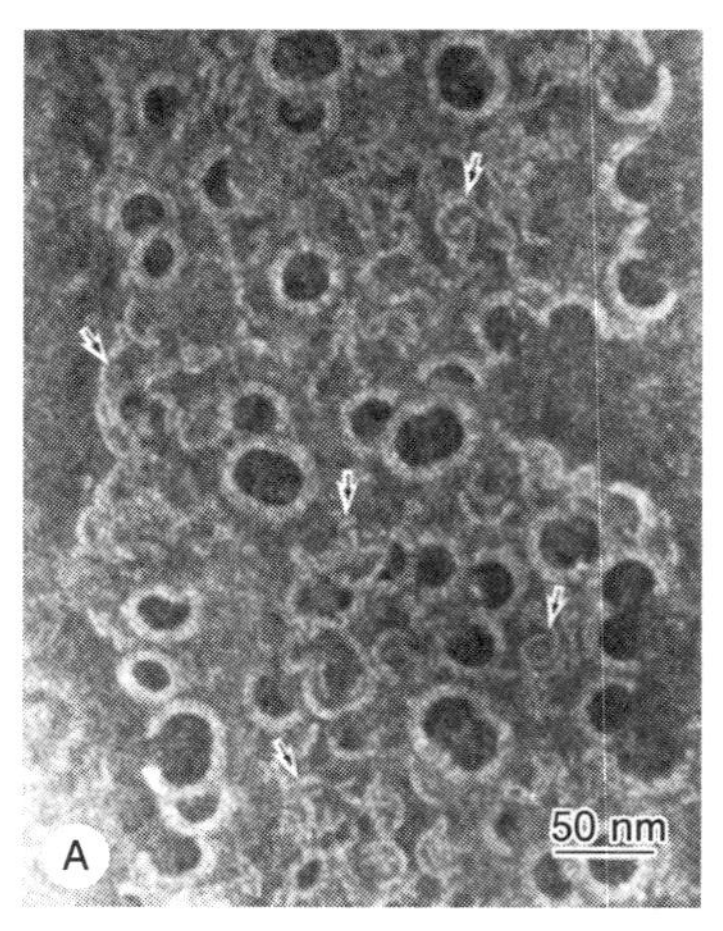

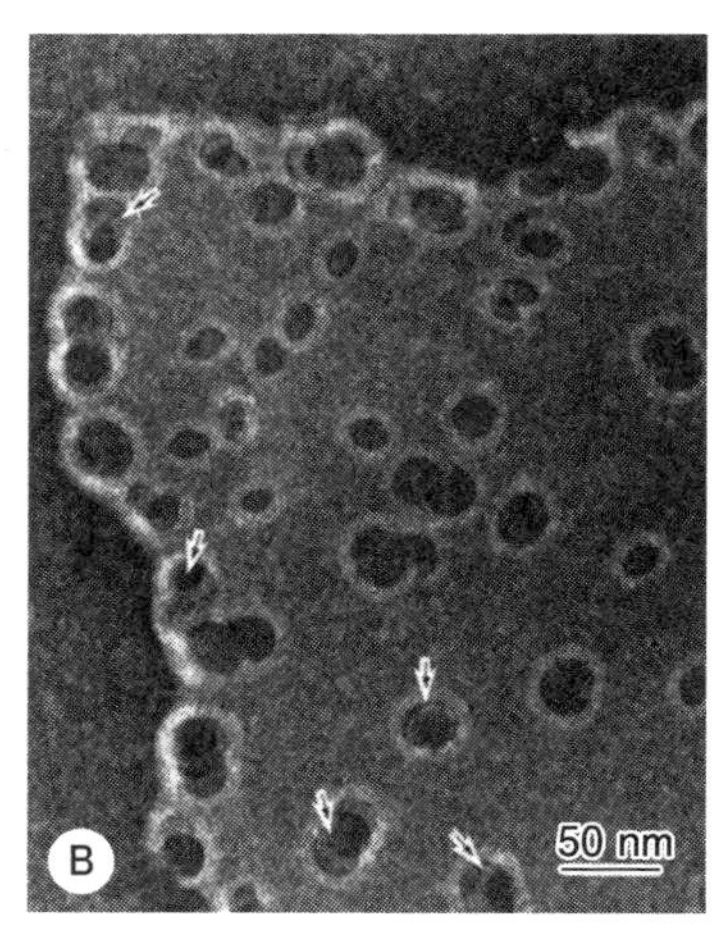

図22　ストレプトリジンOによる赤血球膜における孔形成

チオール活性化毒素は、システインによって眠っていた力が目覚めたわけですが、この現象は私たちにも当てはまるように思えます。

旧制大阪高等学校の全寮歌である「嗚呼黎明は近づけり」の一節に「眠れる魂を醒ますべく」とありますが、私にもこうした経験がありました。

人生の師匠となる池田先生との若き日の出会いです。魂を揺さぶられ、励まされたときの感動はあまりにも大きく、人生を一変させることになりました。

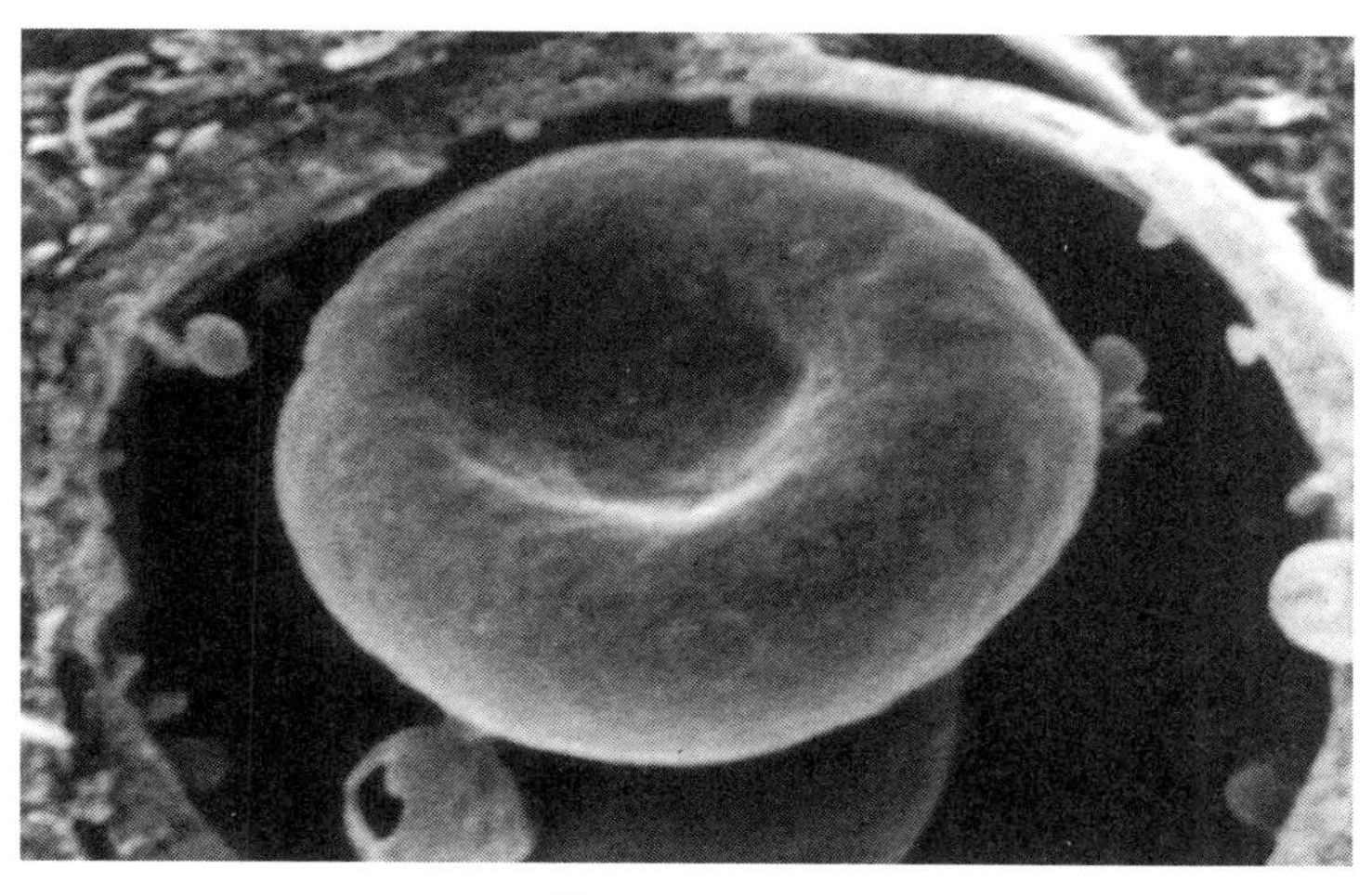

図 23　核のない細胞、赤血球

この生命の活性化により、人の使命は限りなく大きくなることを学んだのです。さらには幾度も幾度も励まされ、今日まで歩みを続けられたことに感謝の念が尽きません。

「励まし」から「希望」へ、この連続が万人の生命に内在する無限の可能性を引き出し、この力が人類の脅威となった感染症を乗り越える原動力になるのではないでしょうか。祈りと励ましの世界を大きく広げゆくことが私たちの使命と思うのです。

おわりに

２０２０年５月25日、１ヵ月半に及んだ「緊急事態宣言」の解除という「大きな区切り」を迎え、「次なるステージ」への出発をしました。それは、新型コロナウイルスの感染を防止しながら、経済活動、日常生活を取り戻すための、「新しい生活様式」の始まりになります。

「新しい生活様式」とは、未曽有の感染症を乗り越えるために、個人であれ社会であれ、感染防御という視点からの智恵を絞った生活法、社会活動の実践にほかなりません。

ここで忘れてならないのは、新しい生活を展開するうえでの基本的な考え方、すなわち哲学になると思います。その哲学とは、励ましによる希望の哲学、共生の哲学であり、また同時に、われわれの細胞一つひとつ、一人ひとりの生命、そして社会全体を蘇生させる根本の法に基づく思想・哲学であるといえます。

本書は感染症に関する知識を提供するよりも、以前から存在する科学の視点に、新たに仏法の視点を加えた考え方を伝えようと書いたつもりです。言葉足らずの点はご容赦(ようしゃ)をいただきたいと思います。

本書の「はじめに」で、アインシュタインの「宗教なき科学は不具であり、科学なき宗教は盲目(もうもく)である」との名言を紹介しましたが、彼が来日した際に開催された講演会に牧口常三郎先生（創価学会初代会長）と戸田城聖先生（同第2代会長）が参加されていたといいます。

日本のみならず世界192ヵ国・地域へと広がった創価学会の礎(いしずえ)を築かれた牧口先生と戸田先生も科学への眼差(まなざ)しをたいせつにされていたと思うと、「仏法」と「科学」との視点で、今、人類が直面する「感染症」への処方箋(しょほうせん)を問うことができたことは感慨(かんがい)深く思えてなりません。

未曽有の危機にあって、この二つの視点をもつことこそが希望に満ちた人類の未来を切り開くことにつながると読者の皆さまにお伝えできれば望外(ぼうがい)の喜びです。

本書の出版にあたって、たいへんに示唆（しさ）に富んだ助言をしてくださった東海大学医学部佐藤健人准教授、あわせて、最後までご尽力（じんりょく）いただいた潮出版社ＷＥＢ編集部の幅武志編集長に深謝（しんしゃ）をいたします。

鈴木 潤

２０２０年5月30日

引用文献

＊1　生田哲『感染症と免疫のしくみ――はしか・結核から新型インフルエンザまで』（日本実業出版社、2007年）

＊2　鈴木潤他「台湾リスの溶血レンサ球菌感染症を惹起したC群レンサ球菌の産生する溶血毒素について」（『感染症学雑誌』69巻第3号、1995年）

＊3　鈴木潤他「A, CおよびG群レンサ球菌の産生するストレプトリジンのリポソーム膜障害作用」（『生物物理化学』41巻第6号、1997年）

＊4　Jun Suzuki. Characterization of acidic and neutral streptolysin O, *J Electrophoresis* 2009;53

＊5　鈴木潤他『食の安全　基礎知識』（アドスリー、2010年）

＊6　田村典子『リスの生態学』（東京大学出版会、2011年）

＊7　中村昭「中世の流行病『三日病』についての検討」（『日本医史学雑誌』33巻第3号、1987年）

＊8　日本学士院日本科学史刊行会編『明治前日本医学史』第1巻 鎌倉時代（日本学術振興会、1955年）

＊9　ノーマン・カズンズ『笑いと治癒力』（岩波書店、2001年）

＊10　本田武司『病原菌はヒトより勤勉で賢い――敵視でなく、共生の方法を』（三五館、2000年）

＊11　ミハイル・S・ゴルバチョフ、池田大作『二十世紀の精神の教訓』上・下（潮出版社、1996年）

＊12　茂木健一郎『笑う脳』（アスキー・メディアワークス、2009年）

＊13　森田修平・高村忠成『生命の不可思議を考える』（第三文明社、1994年）

＊14　鈴木潤「学術部から寄稿　新型ウイルスの拡大に思う上、下」（聖教新聞、2020年3月26日、28日）

鈴木潤　すずき・じゅん（麻布大学名誉教授）

1948年東京都生まれ。東京理科大学理学部化学科卒業。医学博士（旧山梨医科大学・微生物学講座）。麻布大学教授を経て現職。細菌感染症、細菌性食中毒を主に研究。第46回日本電気泳動学会児玉賞受賞。共著に『生命の不可思議を考える』（第三文明社）『食の安全 基礎知識』（アドスリー）がある。

仏法と科学からみた感染症

二〇二〇年七月三日　初版発行

著　者――鈴木　潤
発行者――南　晋三
発行所――株式会社　潮出版社
〒一〇二―八一一〇
東京都千代田区一番町六　一番町SQUARE
電話　〇三―三二三〇―〇七八一（編集）
〇三―三二三〇―〇七四一（営業）
振替口座　〇〇一五〇―五―六一〇九〇
印刷・製本――中央精版印刷株式会社

ISBN978-4-267-02250-0 C0095

[http://www.usio.co.jp]